海外館藏中醫古籍珍善本輯存（第一編）

第二册

劉金柱　羅　彬　主編

醫學正傳（一）

廣陵書社

醫經醫理類

醫學正傳（一）

卷一—三

〔明〕虞摶 編集　寬永十一年刻本

醫學正傳

醫學正傳序　九例　或問

夫醫之爲道民命死生所繫其責不爲不重籍或不經儒術業擅偏門憯然不知正道不反歸於操刃以殺人乎粵自神農嘗百藥製本草軒岐着素問越人作難経皆所以發明天地人身陰陽五行之理卓爲萬世醫家祖不可尚已歟後名醫代作躡聖門而探玄微著未

懸擧又若漢張仲景唐孫思邈金之劉守真張子和李東垣輩諸賢繼作皆有著述而神巧之運用有非常人所可及也其所以辨内外異攻補而互相發明者一皆祖述素難而引神髓類之耳其授受相承悉自正學中來也吾邑丹溪朱彥脩先生初遊許文懿公之門得考亭之餘緒爰自母病刻志於醫求師於

武林羅太無而得劉張李三家之秘故其學有源委術造精微所著格致餘論局方發揮等書皆所以折衷前哲尤足以救偏門之弊偉然百世之宗師也東陽盧和氏類集丹溪之書為纂要俾醫者出入卷舒之便其用心亦勤矣以愚觀之尤未是以盡丹溪之餘緒然丹溪之書不過發前人所未發補前人所未

備耳若不參以諸賢所著而互合為一豈醫道之大成哉愚承祖父之家學私淑丹溪之遺風其於素難靡不苦志鑽研然義理玄微若坐豐蔀追閱歷四紀于茲始知蹊徑今年七旬有八矣桑榆景迫精力日衰每憾世醫多蹈偏門而民命之夭於醫者不少矣是以不揣荒拙銳意編集以成全書一皆根據乎素

難從横乎諸説傍通已意而不鑒以益
浪之空言揔不離乎正學範圍之中非
敢自以為是而附會以誤人也目之曰
醫學正傳將使後學知所適從而不蹈
偏門以殺人蓋亦端本澄源之意耳高
明之士幸毋誚焉旹正德乙亥正月之
望花溪恒德老人虞摶序

醫學正傳　卷一　序　三

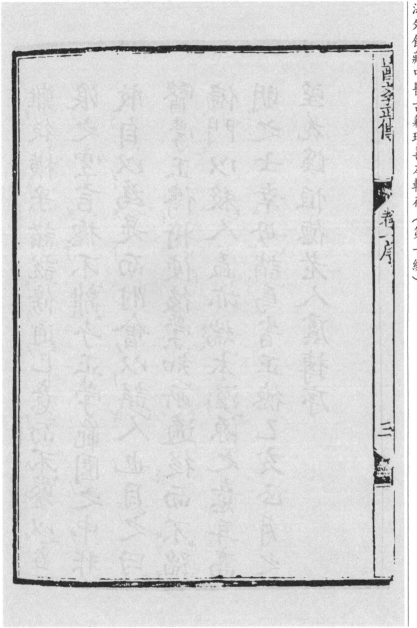

凡例

一凡諸病總論皆採摭內經要旨以為提綱繼之以歷代名醫可法之語間或附以己意以成篇段謹備列各病之首

一凡脈法皆採摭王叔和脈經要語本經缺者則於歷代名醫諸書採其可法之語以附錄之

一凡方法備載於脈法之後其傷寒一宗張仲景內傷一宗李東垣小兒科多本於錢仲陽其餘諸病悉以丹溪要語及所著諸方冠於其首次以劉張李三家之方選其精粹者繼之於後外有諸家名醫有理妙方又採附於其末以備參攷

一凡祖父口傳心授及自己歷年經驗方法不敢私藏悉皆附於諸條之末與共施本病無者則缺之

一凡自己積年歷試四方之病或用心以變法取巧而治愈者悉附於各條之末俾後人或有可採擇焉無者缺之

一纂錄諸賢成方蓋爲後學設繩墨耳學者不可固執古方以售今病故又以丹溪活套備錄于各條之後欲使後學執中之有權耳

一凡丹溪諸方法見諸盧氏纂要者悉錄之無遺但有增而無減耳惟丹溪醫按不錄非爲厭繁將欲採歷代名醫治驗總成一書名爲古今諸賢醫按有志未暇姑俟諸歲月云

一凡古方分兩重數太多難憑修合今悉改爲小劑且如一料十貼之數原方用藥一兩二十貼止該一錢從其輕重以十取一惟效東垣都作一服之義庶使後學依方修合之便云

一凡古方云㕮咀者今悉改爲細切庶使後學之易曉也

一凡修製藥石不別立篇目就於各條藥下細注雖若繁瑣庶免臨劑者忽畧以誤人也

一凡云用水一盞即今之白茶盞也約計半斤之數餘倣此

一凡醫學或問五十條皆愚臆設辭以申明先哲所不盡言之義是用書于卷首與賢者共議耳非敢自以為是須賢者斧正之勿誚愚之狂妄也幸甚

凡例畢

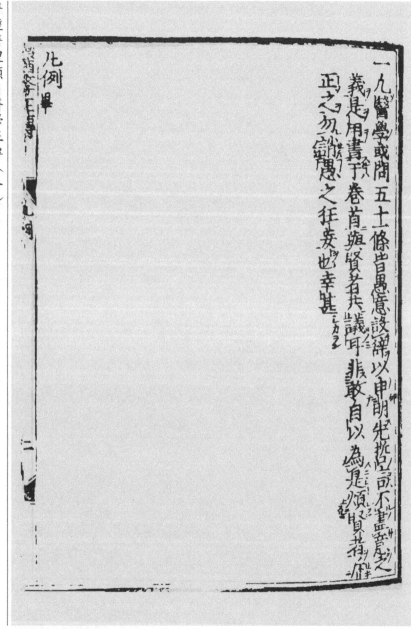

醫學正傳卷之一目録

醫學或問凡五十一條

○中風門第一　論　脉法　丹溪方法凡五條

○傷寒門第二　論　脉法　丹溪方法一條

目錄畢

京板校正大字醫學正傳卷之一

花溪恒德老人虞　摶天民編集
姪孫虞守愚惟明校正
金陵三山街書肆松亭吳江繡梓

醫學或問　凡五十二條

或問醫學源流自軒岐以來以醫術鳴世與夫著書立言俾後人之可法者幾何人哉請明以告我曰予嘗閱故學士宋公景濂之文而得其說矣請陳始末夫黃帝內經雖疑先秦之士依倣而作之其言深而要其旨邃以弘其攷辯信而有徵是當為醫家之宗下此則秦越人和緩和緩無書可傳越人所著八十一難經則皆舉內經之要而推明者也又下此則淳于意華陀陀之熊經鴟顧固亦導引家之一術至於刳腹背湔腸胃而去疾則涉於神怪矣意之醫狀司馬遷備誌之

其所謂迴風者今人絶不知為何病也況復求其治療之深旨乎又下此則張機之金匱玉函經及傷寒諸論識千古不刊之妙典第詳於六氣所傷而於嗜慾食飲罷勞之所致者畧而不議兼之文字錯簡亦未易以序次求之也又下此則王叔和叔和纂岐伯華陀等書為脉經叙陰陽内外辨三部九候分人迎氣口條陳十二經絡洎夫三焦五藏六府之病最為著明惜乎為妄男子括以膚陋之脉歌遂使其本書不盛行于世也又下此則巢元方其病源後編似不為無所見者但言風寒二氣而不著濕熱之文乃其失也又下此則王氷氷推五運六氣之變撰為天元玉冊周詳切密亦人之所難苟泥之則局滯而不通矣又下此則王燾孫思邈思邈以絶人之識操慈仁惻隱之心其叙千金方翼及粗工害人之禍至為慣切後人稍闚其藩垣亦足以其術鳴但不制

傷寒之書或不能無遺憾也王燾雖闡明外臺秘要所言方証
符禁灼灸之詳頗有所祖述然謂鍼能殺生人而不能起死
人者則一偏之見也又下此則錢乙龐安時許叔微叔微在
準繩尺寸之中而無所發明安時雖能出奇應變而終未離
於範圍二人皆得張機之粗者也惟乙深造機之閫奧而擷
其精華建為五藏之方各隨所宜謂肝有相火則有瀉而無
補腎為真水則有補而無瀉皆啓內經之秘尤知者之所取
法也世槩以嬰孺醫目之何其知乙之淺哉其遺書散亡出
於閻孝忠所集者多孝忠之意初非乙之本真也又下此則
上谷張元素河間劉完素睢水張從政元素之與完素雖設
為奇夢異人以神其授受實闡乙之風而興起者焉若從正
則又宗乎完素者也元素以古方今病決不能相值治病一
切不以方故其書亦不傳其有存於今者皆後來之所附會

其學則東垣李杲深得之杲推明內外二傷而多注意於補脾土之說蓋以土為一身之主土平則諸臟平矣從正以吐汗下三法風寒暑濕燥火六門為醫之關鍵其治多攻利不善學者殺人完素論風火之病以內經病機氣宜一十九條著為原病式闡奧粹微有非太觀官局諸醫所可髣髴究其設施則亦不越攻補二者之間也近代名醫若吳中羅益滄洲呂復皆承東垣之餘緒武林羅知悌丹溪朱彥脩洛挹完素之流風又若台之朱佐越之滑壽咸有著述未易枚舉嗟乎自有內經以來醫書之藏有司者凡一百七十九家二百有九部一千二百五十九卷亦不為不多矣若夫歷代名醫出處舉其最者言之耳豈能悉具於斯乎

或問醫學授受之原既得聞命矣未審吾子之學何所適從傳曰醫不三世不服其藥或謂祖父相承謂之三世或謂善讀

三世之書則爲三世之醫乎讀三世之書者爲祖父相承之家學歟請明言其故可乎曰草廬之學其可云乎然醫不止於三世而其書又繼此於三代哉當取其可法者言之耳予同邑丹溪朱彥脩先生上承劉張李三家之學而得羅太無爲之依歸以醫道大鳴于當世遐邇咸取法焉予族曾叔祖誠齋府君華與丹溪生同世居同鄉於是獲沾親炙之化亦以其術鳴世故予祖父相承家傳之學有所自來予惟愧夫才疏質鈍而不能奉揚其萬一之業爲憾耳奚足道哉

或問亢則害承迺制之義何如曰王安道論之詳矣其間猶有未悉者請陳其略如左黃帝曰願聞地理之應六節氣位何如岐伯曰顯明之右君火之位也君火之右退行一步相火治之復行一步土氣治之復行一步金氣治之復行一步水氣治之復行一步木氣治之復行一步君火治之相火之

下水氣承之水位之下土氣承之土位之下風氣承之風位之下金氣承之金位之下火氣承之君火之下陰精承之亢則害承迺制制也制則生化外列盛衰害則敗亂生化大病夫五行之木土金水各一惟火有二曰君火曰相火在地理分布六方在歲時分為六氣初氣自丑至卯始于大寒而終于春分厥陰風木主之二氣自卯至巳始于春分而終于小滿少陰君火主之三氣自巳至未始于小滿而終于大暑少陽相火主之四氣自未至酉始於大暑而終于秋分太陰濕土主之五氣自酉至亥始於秋分而終於小雪陽明燥金主之終氣自亥至丑始於小雪而終於大寒太陽寒水主之夫所謂顯明者指方位而言曰出於卯之地也少陰君火始於此而右遷故曰顯明之右蓋天地左旋六氣右旋故曰退行六位之下各有已所不勝者承之於下王氏曰承猶隨也而以

有妨之之義以下奉上故曰承其五行之道不亢則隨之而已一有所亢則起而剋勝之也或曰制者制何事也害者害何物也制者制其氣之太過也害者害承者之元氣也夫所謂元氣者總而言之謂之一元分而言之謂之六元一元者天一生水水生木木生火火生土土生金金復生水循環無端生生不息六元者水爲木之化元木爲火之化元火爲土之化元土爲金之化元金爲水之化元亦運化而無窮也假如火不亢則所承之水隨之而已一有亢極則其水起以平之蓋恐害吾金元之氣子來救母之意也六氣皆然此五行勝復之理不期然而然者矣制則生化者言有制之常如亢則制而生化不息何害之有外列盛衰者言所承者力衰而所亢者極盛制之不盡耳在天地則爲六淫在人身則爲六疾害則敗亂者言無制之變也所承者衰甚而無氣故所亢

者其勢縱横而不可遏也在天地則大塊絶滅在人身則忘真而死矣大略如斯未盡詳也學者宜參考安道之論斯備矣

或問丹溪先生格致餘論云陽常有餘陰常不足氣常有餘血常不足然先生所著諸方每云有氣虛有血虛有陽虛有陰虛其所以自相矛盾有如是者其義何歟曰其所謂陰陽氣血之虛實而以天地日月對待之優劣論之其理蘊奥難明非賢者莫能悟其旨也請陳其太略如左夫陽常有餘陰常不足者在天地則該乎萬物而言在人身則該乎一體而論非直指氣為陽而血為陰也經曰陽中有陰陰中亦有陽正所謂獨陽不生獨陰不長是也姑以治法兼證論之曰氣虛者氣中之陰虛也治法用四君子湯以補氣中之陰曰血虛者血中之陰虛也治法用四物湯以補血中之陰曰陽虛者

心經之元陽虛也其病多惡寒責其無火治法以補氣藥中加烏附等藥甚者三建湯正陽散之類曰陰虛者腎經之真陰虛也其病多壯熱責其無水治法以補血藥中加知母黃柏等藥或大補陰丸滋陰大補丸之類經曰諸寒之而熱者取之陰熱之而寒者取之陽所謂求其屬也王注曰此言益火之源以消陰翳壯水之主以制陽光也夫真水衰極之候切不可服烏附等補陽之藥恐反助火邪而爍真陰元陽虛甚之軀亦不可投芎芷等辛散淡滲之劑恐反開腠理而泄真氣昧者謂氣虛即陽虛止可用四君子斷不可用芎辛之屬血虛即陰虛止可用四物決不可用參芪之類殊不知東垣有曰陽旺則能生陰血（此陰陽二字直指氣血言）又曰血脫益氣古聖人之法也血虛者須以參芪補之陽生陰長之理也惟真陰虛者將為勞極參芪固不可用恐其不能抵當而反益其病

耳非血虛者之所急也如黃汝言之通達亦未明此是其所著明醫雜著謂近世治病但見虛證便用參芪屬氣虛者固宜若是血虛豈不助氣而反耗陰血耶是謂血病治氣則血愈虛耗又曰血虛誤服參芪等甘溫之藥則病日增服之過多則死不治蓋甘溫助氣屬陽陽旺則陰愈消又曰婦人產後陰血虛陽無所依而浮散於外故多發熱止可用四物湯補陰血而以炙乾姜之苦溫從治而收其浮散使歸依於陰亦戒勿用參芪也丹溪曰產後當以大補氣血為主既曰陽無所依而浮散於外非參芪等藥何以收救其散失之氣乎戀汝言之論何其與東垣丹溪俱不合耶世之膠柱調瑟者凡此皆是予不容不辯也

或問古有四診之法何謂也曰形聲色脉四者而已今人惟效脉法但知其一而遺其三焉請陳其理如左夫形診者觀其

形以知其病也經曰形氣不足病氣有餘是邪勝也當瀉不當補形氣有餘病氣不足當補不當瀉形氣不足病氣不足此陰陽皆不足也急當補之不可刺刺之重不足重不足則陰陽俱竭血氣皆盡五藏空虛筋骨髓枯老者絕滅壯者不復矣形氣有餘病氣有餘此陰陽皆有餘也急瀉其邪調其虛實故曰有餘者瀉之不足者補之此之謂也又曰形肉既脫九候雖調者死又曰頭者精明之府頭傾視深精神將奪矣背者胸中之府背曲肩垂府將壞矣腰者腎之府轉搖不能腎將憊矣骨者髓之府不能久立行則振掉骨將憊矣凡此之類皆形診之謂也夫聲診者聽其聲以驗其病也經曰聲如從室中言是中氣之濕也言而微終日迺復言者此奪氣也衣被不斂言語善惡不避親疎者此神明之亂也叔和云久病聲嘶者死小兒病忽作鵶聲者死東垣曰言語先輕

後重高厲有力是為外感有餘之證言語先重後輕沉困無力是為内傷不足之證凡此之類皆診之謂也色診者洗其面之五色以察其病也經曰赤欲如帛裹朱不欲如赭白欲如鵝羽不欲如鹽青欲如蒼璧之澤不欲如藍黄欲如羅裹雄黄不欲如黄土黒欲如重漆色不欲如地蒼又曰青如草茲者死黄如枳實者死黒如炲者死赤如衃血者死白如枯骨者死此五色之見死也青如翠羽者生黄如蟹腹者生赤如鷄冠者生白如豕膏者生黒如烏羽者生此五色之見生也生於心如縞裹朱生於肺如縞裹紅生於肝如縞裹紺生於脾如縞裹栝蔞實生於腎如縞裹紫此五藏所生之外榮也欲觀五藏之五邪當辯四時之令色經曰從前來者為實邪子能令母實也從後來者為虚邪母能令子虚也從所勝来者為微邪妻乗夫位也從所不勝来者為賊邪鬼賊為

害也自病者爲正邪本經自傷也假如春令木旺病者其色青而帶赤是爲實邪雖病易治法曰實者瀉其子其色青而帶黑是爲虛邪病亦易治法曰虛者補其母其色青而帶黄是爲微邪尤爲易治法曰微者逆之謂正治也其色青而帶白是爲賊邪難治故多死法曰甚者從之謂反治也若但青如蒼璧之澤迺是正邪本經自病勿藥而愈四時皆放此而推又四時皆帶紅黄爲吉青黑爲凶若此之類皆色診之要訣學者其可忽乎哉

或問傷寒之邪中人固無定體然手足各有六經何故只傳足之六經而不及於手之六經乎劉草窓謂足六經屬水土木蓋水得寒則氷土得寒則坼木得寒則葉落枝枯手之六經惟屬金與火蓋火勝水而能敵寒金得寒而愈堅剛其理甚明將何以議之乎曰言似近理而實不然者也請陳一得之

在蓋人之有身頂天履地身半已上天氣主之身半已下地氣主之是以上體多受風熱下體多感寒濕其為六節之氣前三氣時值春夏其氣升浮萬物生長故人之身半已上應之後三氣時值秋冬其氣降沉故人之身半已下應之自十月小雪之後為六氣之終太陽寒水用事房勞辛苦之人其太陽寒水之氣乘虛而客入於足太陽膀胱之經同氣相求故也又曰熱先於首而寒先於足其義亦通寒邪鬱積既久次第而傳於陽明少陽以及三陰之經皆從足經傳始而漸及於手之六經而已矣此人身配合天地之理不期然而然也何疑之有哉

或問三焦為府有以心胞絡為藏者有以命門為藏者脈訣云三焦無狀空有名或問三焦與心胞絡皆有名無實之府藏而其位俱在胸膈之中或謂心胞絡乃胸中之脂膜又或謂

之異同之内凡此議論不一其孰非而孰是歟請明以告我

曰其理蘊奥甚矣難言雖然若夫天人之理不明其可謂之醫乎請略陳其梗槩如夫凡萬物之有形質者著乎地者必有象以應乎天也且以五行之理論之如在地有木火土金水之五形在天則有風熱濕燥寒火之六氣蓋以當天地其五藏六府之具於身者與天地造化生成之理若合符節是故在天為風在地為木在人藏府為肝為膽在天為熱在地為火在人藏府為心為小腸在天為濕在地為土在人藏府為脾為胃在天為燥在地為金在人藏府為肺為大腸在天為寒在地為水在人藏府為腎為膀胱五者之外又有水火遊行於天地上下氣交之中故合為五運六氣人身之相火亦遊行于腔子之内上下肓膜之間命名三焦亦合於五藏六府丹溪曰天非此火不能生物人非此火不能有生夫内經

以心胞絡為藏配合三焦而為六藏六府總為十二經也
兩腎本為一藏初無左右之分越人始分之亦未嘗言其為
相火之藏王叔和始立說以三焦合命門為表裏亦有深意
焉蓋命門雖為水藏實為相火所寓之地其意蓋謂左屬
陰右屬陽左屬血右屬氣左屬水右屬火靜而主乎水
動而變化為火者也然而相火固無定體在上則寄于肝
膽胞絡之間發則如龍火飛躍于霄漢而為雷霆也在下則
寓于兩腎之內發則如龍火鼓舞于湖海而為波濤也或曰
嘗聞人身之有府者若府庫然能盛貯諸物之名也若大小
腸胃膀胱膽五府皆有攸受而盛之者未審三焦為府何所
盛乎曰三焦者指腔子而言包涵乎腸胃之總司也胸中肓
膜之上曰上焦肓膜之下臍之上曰中焦臍之下曰下焦總
名曰三焦其可謂之無攸受乎其体有脂膜在腔子之內包

羅乎六藏五府之外也其心胞絡實乃裹心之膜包于心外故曰心胞絡其系與三焦之系連屬故指相火之藏府皆寓于胷中此知始而未知終也其餘諸說皆展轉傳訛之語耳管見如斯願俟知者再論

或問東垣用藥多以升陽益胃目之而悉以升麻柴胡之類佐之何與曰夫天地四時之令春夏之氣溫而升浮則萬物發生秋冬之氣寒而降沉則萬物肅殺人肖天地常欲使胃氣溫而升浮而行春夏生發之令不欲使胃氣寒而降沉而行秋冬肅殺之令耳又升麻能從清氣從右而上達柴胡能從清氣從左而上達經曰清氣在下則生飧泄濁氣在上則生䐜脹是以清氣一升則濁氣隨降而無已上等證又參芪等補劑皆味厚而氣滯者若不以升柴等藥提之何以導達人身經絡肌表而滋補哉或曰東垣生於北方天傾西北陽氣不

隨此法固宜恐東南方土不宜也曰地不滿東南土氣下陷故脾胃之氣不升脾胃之氣不升則上脘不通穀氣不行而內傷之病作矣是以此法尤利於東南方也學者不可不知此意

或問內傷發熱之證其爲有痰有食胸中迷悶者固不敢驟用補氣之劑其有察脉審證明白知是虛損內傷之候而投以東垣補中益氣等湯遂致胸中滿悶難當醫者其技窮矣若此者又將何法以治之乎曰此蓋濁氣在上而清氣不能上升故濁氣與藥氣相拒故耳宜以升麻二物用酒製炒更加附子一片以行參芪之氣及引升麻直抵下焦引清氣上升而濁氣下降而服參芪等補藥不致滿悶矣學者其可不知此乎

或問六淫之邪皆從內經六氣之太過爲是也昔醫和對晉平

公之文不曰風寒暑濕燥火而曰陰陽風雨晦明何也曰辞
雖異而理實同焉彼謂陰淫寒疾者即太陽寒水之令太過
而為寒疾也陽淫熱疾者即少陽相火之令太過而為熱疾
也風淫末疾者即厥陰風木之令太過而為末疾也雨淫腹
疾者即太陰濕土之令太過而為腹疾也晦淫惑疾者即陽
明燥金之令太過而為疫疾也明淫心疾者即少陰君火之
令太過而為心疾也或曰陰陽風雨即為寒熱風濕之疾彼
此固脗合矣所謂晦淫惑疾與明淫心疾二者似不相符請
明以告我曰歲金太過燥令大行久晴不雨黃埃蔽空日月
冒明當為疫癘之疾 山嵐瘴氣是也惑當作疫傳寫之誤耳
君火太過熱令早行火為離明之象故曰明淫如內經所謂
天明則日月不明是也少陰君火司令故曰心疾春分至小
滿時太熱也有釋明為晝明晦為夜晦惑為蠱惑心志皆非

也夫晝明夜晦天道自然之理何澀之有其蠱惑心志者亦
非天地之淫邪也學者宜再思之
或問飲食同入於胃而水穀二者何如而分乎且如膀胱止有
下口而無上口其水固可出不知從何而入乎又何其如是
之清乎曰經曰飲食入胃游溢精氣上輸於脾脾氣散精上
歸于肺通調水道下輸膀胱水精四布五經並行合於四時
五行陰陽揆度以為常也夫胃為倉廩之官無物不受全藉
脾土轉輸而運化焉蓋水穀入胃其濁者為粗滓下出幽門
達大小腸而為糞以出於穀道其清者倏焉而化為氣依脾
氣而上升於肺其至清而至精者由肺而灌溉乎四體而為
汗液津唾助血脉益氣力而為生生不息之運用也其清中
之濁者下入膀胱而為溺以出乎小便耳其未入而在膀胱
之外者尚為濁氣既入而在膀胱之內者即化為水[illegible]

垣有曰飲者無形之氣正謂此也蓋肺屬金而覆乎脾胃之上即如天之覆於地之上也經曰清陽為天濁陰為地地氣上而為雲天氣下而為雨水入於胃輸化氣而上升亦猶天降霧雨於地倏焉從氣上騰而為雲又復化為霧雨而下降也或曰老人與壯年者飲水無異多寡壯年小便甚少而老者小便甚多何也曰壯者如春夏之氣升者多而降者少老人如秋冬之氣降者多而升者少耳或曰隆冬即小便多升多者未見其為何物而出於上竅焉曰經曰清陽出上竅濁陰出下竅清陽發腠理濁陰走五藏清陽實四肢濁陰歸六府又從其化也夫大塊之為器豈不可論其涵容之量與人之氣化亦猶是也賢者宜再思之

或問人之壽夭不齊何歟曰元氣盛衰不同耳夫人有生之初先生二腎號曰命門元氣之所司性命之所繫焉是故腎元

盛則壽延腎元衰則壽夭此一定之理也或曰今見肥白之人多壽夭元氣反衰乎瘦黑之人多壽延元氣反盛乎曰丹溪謂白者肺氣弱黑者腎氣足又曰肥不如瘦白不如黑或曰四分之人皆同乎曰不同也内經五常政大論云陰精所奉其人壽陽精所降其人夭又曰東南方陽也陽者其精降於下故右熱而左温西北方陰也陰者其精奉於上故左寒而右凉王註曰陰精所奉高之地也陽精所降下之地也陰方之地陽不妄泄寒氣外持邪不數中而正氣堅守故壽延陽方之地陽氣耗散發泄無度風濕數中其氣煩渴故夭折或曰常聞天人之理同一揆也今見於天地之四方者既得聞命矣而具於人之五藏者未之聞也請申明其說可乎曰西北二方在人為腎水肺金所居之地二藏常恐其不足東南二方在人為肝木心火所處之位二藏常恐其有餘難經

曰東方實西方虛瀉南方補北方等語即此之義也夫腎水旣實則陰精時上奉於心肺故東方之木氣不實而西方之金氣不虛此子能令母實使金得以平木也是故水日以盛而火日以虧此陰精所奉於上而令人壽延也若夫腎水一虛則無以制南方之心火故東方實而西方虛其命門與胞絡之相火皆挾心火之勢而來侮所不勝之水使水日虧而火日盛此陽精所降於下故令人夭折也大抵王氷主天地之四方言越人主人身之五藏論皆不失內經之旨同歸於一理也學者詳之

或問經謂清氣在下則生飧泄濁氣在上則生䐜脹夫病在上者法當用木香檳榔等藥以降之病在下者法當用升麻柴胡等藥以提之理宜然也其或泄痢脫肛後重大孔痛不可忍是爲氣下陷也法當舉之以升麻柴胡和之以木香檳榔

若夫四藥同劑不無升降混淆矣有驗一治病之功耶曰夫生藥各治病各逞其能如張仲景制大柴胡湯用柴胡大黃同劑以治傷寒表裏俱見之證然柴胡升而散外邪大黃降而泄内實使病者熱退氣和而愈今用升麻柴胡自能升清氣而上行木香檳榔自能逐邪氣而下降故使膀胱舉而後重除故可同劑而成功矣何疑之有哉欲用藥者宜倣此而擴充之可也

或問人身之兩腎猶車之有兩輪其形同色亦無異不知王叔和何所見而獨謂左腎屬水而右腎屬火又指右腎爲命門以配三焦之經嘗聞有生之初胚胎未成之際先生二腎耶造化天一生水之義今以水火繼之冰炭相反何歟曰予嘗豯潄丹溪而得其說矣按内經以心胞絡爲三焦相火之配而並行於經也其兩腎本爲一藏初未嘗有左右之分而越

人始分之亦不言其為相火之藏叔和立説以三焦合命門為表裏亦有深意存焉蓋謂腎屬陰而本主乎靜靜則陽至於其中陽既至矣其能純乎靜而無生氣之動歟若經所謂靜屬水受五藏六府之精而藏之是陽歸之陰而成孕者也又謂腎為作強之官伎巧出焉陽出之陰而化生者也是故腎為一藏配五行而言者則屬之水矣以其兩腎之形有二象而言者亦得以左右分陰陽剛柔而命為五藏之根元也以左為陰右為陽陰為水陽為火水為血火為氣是左腎之陰水生肝木肝木生心火右腎之陽火生脾土脾土生肺金其四藏之於腎猶枝葉之出於根也雖然但不可獨指之腎為命門耶經曰大衝之地名曰少陰少陰之上名曰太陽太陽根起於至陰結於命門按王註灵樞經云命門者目也抑若明堂銅人等經命門一穴在脊中行第十四推下陷中

兩腎之間夫兩腎固為真元之根本性命之所關雖為水藏而實有相火寓乎其中象水中之龍火因其動而發也愚意當以兩腎總號為命門其命門穴正象門中之棖闑司開闔之象也惟其靜而闔涵養乎一陰之真水動而開鼓舞乎龍雷之相火夫水者常也火者變也若獨指乎右腎為相火以為三焦之配尚恐立言之未精也未知識者以為何如

或問內經所謂壯火之氣衰少火之氣壯壯火食氣氣食少火壯火散氣少火生氣何謂也曰王太僕已有註文但未甚詳耳請陳一得如左夫壯火之氣衰少火之氣壯者言造化勝復之理少而壯壯而衰衰而復生循環無端生生不息經雖不言衰而復生其理實在其中矣壯火食氣者言元氣見食於壯火也氣食少火者言元氣見助於少火也壯火散氣謂耗散元氣少火生氣謂滋生元氣此二句申明上文二句之

言耳蓋火不可無亦可少而不可壯也少則滋助乎真陰壯則燒爍乎元氣陰陽造化之理無往不復夫火壯而亢極則無水化以制之經曰亢則害承廼制也又曰制則生化故壯火衰而少火復生是以陰陽調和萬物生旺四時生長化收藏之道即此理也以人論之胚胎未成之初先生二腎以涵養真陰是故名為元氣天一生水之義焉然後肝心脾肺以及五府相繼而生五藏五府之外又有胞絡相火遊行於三焦之間故以三焦為配二者皆有名無實之府藏蓋相火無定位故也抑攷先哲有曰天非此火不能生物人非此火不能有生言其不可無也此非少火生氣之意乎又曰火與元氣不兩立一勝則一負言其不可亢也又非壯火散氣之謂乎嘗見如斯未知是否

或問越人難經第一難中所謂十二經皆有動脉獨取寸口以

決五藏六府死生吉凶之法又曰寸口者脉之大會手太陰之脉動也夫寸口一脉何以能決藏府死生吉凶乎贅峯熊氏註爲右寸謂右寸之屬肺也四明張氏註爲兩手謂脉會大淵穴也二說不同其孰非而孰是與請明以告我曰古聖立法以三部九候決人死生以六藏六府分配於六部之中故可以驗人藏府之吉凶也殊不知内經言寸口者頗多悉無關尺而言也太槩古人以寸口爲六脉之總名耳不然内經何以言寸口之脉中手短者曰頭痛寸口脉中手長者曰足脛痛寸口脉中手促上擊者曰肩背痛此之類莫能盡述先哲註謂中手爲醫者之中指也然則非病者之關脉乎夫越人之難經因内經而作故有是語今之註者皆以己意妄釋故與經旨不合學者其再思之

或問難經第八難曰寸口脉平而死者何謂也然諸十二經脉

者皆係於生氣之源所謂生氣之源者十二經之根本也謂
腎間動氣也此五藏六府之本十二經之根呼吸之門三焦
之源一名守邪之神故氣者人之根本也根絶則莖葉枯矣
寸口脉平而死者生氣獨絶於内也夫所謂腎間動氣者醫
者皆指為兩尺两尺既絶何謂寸口脉平何不言尺中腎脉
而言腎間動氣請明辯以釋吾疑甚曰此言寸口脉平而
死者亦兼關尺而論也腎間動氣者臍下氣海丹田之地也
或曰臍下中行乃任脉所屬與腎何相干哉曰各開寸半為
第二行皆屬足少陰腎經其臍與背後命門穴對各開寸半
腎腧穴也故丹田氣海與腎脉相通為腎之根也又若言生
之初先生二腎胞系在臍故氣海丹田實為生氣之源十二
經之根本也或曰寸口既平奚疑其死乎曰此為病處形脱
者論耳内經曰形肉已脱九候雖調者死凡見[illegible]之病處者

人形羸瘦肌肉已脱雖六脉平和尤當診候足陽明之衝陽與足少陰之太谿二脉或絶更候臍下腎間之動氣其或動氣未絶猶有可生之理動氣如絶雖三部平和其死無疑矣醫者其可不謹察乎

或問内經有曰陽明病甚則棄衣而走登高而歌或不食數日而踰垣上屋所上之處皆非素所能也素非所能因病而不食反能登非常之處豈有是哉曰難經有云重陽者狂重陰者顛又曰顛多喜而狂多怒所謂重陽者三部陰陽脉皆洪盛而牢故病強健而有力故名曰狂謂重陰者三部陰陽脉皆沉伏而細故病罷倦而無力故名曰顛嘗見東陽樓氏一少年病狂一日天風大作忽飛上于邑東之塔巔且歌且哭其塔實無容步之階衆皆以為狂予思龍乃純陽之物決蟄于海内其身止有鱗甲且無羽翼遇陽氣升騰之日則借風

雲之勢而能飛騰即此義也奚足爲恠哉

或問難經五十三難曰經言七傳者死間臟者生然七傳者傳其所勝也間藏者傳其子也何以言之假令心病傳肺肺病傳肝肝病傳脾脾病傳腎腎病傳心一藏不再傷故言七傳者死也間藏者傳其所生也假令心病傳脾脾傳肺肺傳腎腎傳肝肝傳心是子母相傳周而復始如環無端故言生也夫經文所謂七傳者攙其數止六傳而已謂一藏不再傷殺其數乃有四藏不再受傷且其間藏之理未闡有發明之旨釋者止是隨文解義而已請明辯以釋吾疑可乎曰夫此條言虛勞之證也其所謂七傳者心病上必脫腎病傳心一句其一藏不再傷當作三藏不再傷皆傳寫之誤耳蓋虛勞之證必始於腎經五藏從相尅而逆傳已盡又復傳於腎與心則水絶滅而火大旺故死而不復再傳彼之三藏矣其有從相

生而順傳者蓋腎水欲傳心火却被肝木乘間而遂傳肝木然後傳心火次第由順行而及於彼之三藏而有生生不息之義故曰間藏者生學者其思之

或問醫家以水烹煮藥石本草著名類多而未詳其用曰長流水曰急流水曰順流水曰逆流水曰千里水曰半天河水曰春雨水曰秋露水曰露花水曰井花水曰新汲水曰無根水曰菊英水曰潦水曰甘爛水曰月窟水夫何一水之用而有許多之名必其能各有所長請逐一明言其故無遺曰謂長流水者即千里水也但當取其流長而來遠耳不可泥於千里者以其性遠而通達歷科坎已多故取以煎煮手足四末之病道路遠之藥及通利大小便之用也曰急流水者湍上峻急之流水也以其性速急而達下故特取以煎熬通利二便及足脛以下之風藥也曰順流水者其性順而下流故亦

取以治下焦腰膝之證及通利二便之用也曰逆流水者慢流洄瀾之水也以其性逆而倒流故取以調和發吐痰飲之劑也曰半天河水者即長桑君授扁鵲飲以上池之水乃竹籬藩頭管內之積水耳取其清潔自天而降未受下流汚濁之氣故可以為煉還丹調仙藥之用也曰春雨水者立春日空中以器盛接之水也其性始得春升生發之氣故可以煑中氣不足清氣不升之藥也古方謂婦人無子者於立春日清晨以器盛空中之雨水或此日百草曉露之水夫妻各飲一杯還房當即有孕取其資始資生發育萬物之義耳曰秋露水者其性稟收斂肅殺之氣故可取以烹煎殺祟之藥又調付殺癩虫疥癬諸虫之劑也曰井花水者清晨井中第一汲者其天一真精之氣浮結于水面故可取以烹煎補陰之劑及修煉還丹之用今好清之士每日取以烹春茗而謂清

利頭目最佳其性味同於雪水也曰菊英水者蜀中有長壽源其源多菊花而流水四季皆菊花香居人飲其水者壽皆百二三百歲故陶靖節之流好植菊花日採其花英浸水烹茶期延壽也曰新汲水者井中新汲未入缸甕者取其清潔無混雜之齊故用以烹煮藥劑也曰甘爛水者器盛於以物揚躍使水珠沫液盈於水面其水與月窟水性同取其味甘溫而性柔故可以烹傷寒陰證等藥也曰潦水者又名無根水山谷中無人跡去處新土科凹中之水也取其性不動搖而有土氣內存故可以煎熬調脾進食以補益中氣之劑也夫本草雖有諸水之名而未詳言其用今故述之以為後學之矜式云

或問丹谿治腫脹之證專主乎土敗木賊濕熱相乘為病東垣又多主乎寒言病機諸腹脹大皆屬於熱之語乃言傷寒陽

明經大實大滿之證也。又云熱脹少而寒脹多。二說不同，其孰非而孰是與。曰：東垣北方人也，其地土高燥，濕熱少而寒氣多，故有是論。我丹溪先生生長於東南之地，故病此者盡因脾虛受濕，肝木大旺，故言熱也。或曰：二說不同之義既得聞命矣，而丹溪治脹之大法曰：必須養肺以制木，使脾無賊邪之慮；滋腎以制火，使肺得清化之源；斷妄想以保母氣；卻鹽味以防助邪；以大劑人參白朮補脾，使脾氣得實，自能健運升降。此千載不易之定論，萬舉萬全之妙法也，活人多矣。嘗用此法以治黃腫之證，反加悶亂，增劇不安。既用香附、蒼朮、厚朴之劑，反獲全功。竊思水腫與黃腫，皆是濕熱傷脾所致，何治法之不同與。曰：夫水腫之證，蓋因脾土虛甚，而肝木太過，故水濕妄行，其中雖有清痰留飲，實無鬱積膠固，故以參朮為君，而兼以利水清金去濕熱之藥，此標本兼施之治故有十全之功也彼黄腫者或酒疸或穀疸沉積痰膠因欝結於其中故或為痃癖或為積聚是以積于中而形于外盖因土氣外形而黄也故宜以蒼术厚朴香附陳皮之類以平其土氣之敦阜用鐵粉青皮之類以平其木氣之有餘加以消導助脾消積退黄之後仍用參术等補脾之劑以收十全之功此標而本之之治也若二證之藥易而治之禍不旋踵學者不可不知

或問飢甚方食而食反不運化多為噫吐吞酸等證何也曰飢而即食渴而即飲此造化自然之理也飢不得食胃氣已損脾氣已傷而中氣大不足矣過食大嚼過飽益甚是以大傷胃氣輕則吞酸惡心重則惡寒發熱而為内傷等病者多矣又或負重遠行辛苦飢甚過食太過則四體倦怠矣若又強力涉行過遇風雨外襲遂成内傷挾外感之證或為腫脹痞

篤之疾養生君子必宜防微杜漸戒之戒之

或問鍼法有補瀉迎隨之理固可以平虛實之證其灸法不問虛實寒熱悉令灸之其亦有補瀉之功乎曰虛者灸之使火氣以助元陽也實者灸之使實邪隨火氣而發散也寒者灸之使其元氣之復溫也熱者灸之引鬱熱之氣外發火就燥之義也其針刺雖有補瀉之法予恐但有瀉而無補焉經謂瀉者迎而奪之以鍼迎其經脈之來氣而出之固可以瀉實也謂補者隨而濟之以鍼隨其經脈之去氣而留之未必能補虛也不然內經何以曰無刺熇熇之熱無刺渾渾之脈無刺漉漉之汗無刺大勞人無刺大饑人無刺大渴人無刺新飽人無刺大驚人又曰形氣不足病氣不足此陰陽皆不足也不可刺刺之重竭其氣老者絕滅壯者不復矣若此等語皆有瀉無補之謂也學者不可不知

或問虛損之疾世俗例用局方十全大補湯以補之其方實為諸虛之關鑰也用參芪苓术甘草以補氣虛用芎歸芍藥地黃肉桂以補血少吾子將何以議之乎曰此藥乃氣血兩虛之劑或血虛而氣尚實或氣虛而血尚充者其可一例施乎內經曰毒藥以治其病蓋藥性各有能毒然中病者藉其能以獲安不中病者徒惹其毒以擾病耳假如心脾二經虛損當以茯苓補之虛而無汗及小水短少者服之有功虛而小便數者多服則令人目盲虛而多汗者久服損真氣夭人天年以其味淡而利竅也又如肺氣弱及元陽虛者當以黃芪補之然肥白人及氣虛而多汗者服之有功若蒼黑人腎氣有餘而未甚虛者服之必滿悶不安以其性塞而閉氣也甘草為健脾補中及瀉火除煩之良劑然嘔吐與中滿及嗜酒之人多服必斂膈不行而嘔滿增劇以其氣味之甘緩也

芎為補血行血清利頭目之聖藥然骨蒸多汗及氣弱人久服則真氣走散而陰愈虛甚以其氣味之辛散也生地黃能生血脉然胃氣弱者服之防損胃不食熟地黃補血養血然痰火盛者恐泥膈不行人參為潤肺健脾之藥若元氣虛損者不可缺也然久嗽勞嗽咯血陰虛火在肺分者服之必加嗽增喘不寧以其氣味之甘溫滯氣然也白芍藥為涼血益血之劑若血虛腹痛者豈可缺歟然形瘦氣弱禀賦素虛寒者服之恐伐發生之氣以其氣味之酸寒也藥性能毒未易悉舉學者宜究本草之詳不可妄施以殺人也

或問脉經謂一息四至以上為無病常人之脉今見無病之人或有一息五至有奇者有一息三至無餘者何如豈是之異乎

曰生成之脉豈無緩急遲數之殊歟經曰性急脉亦急性緩脉亦緩大抵脉緩而遲者多壽脉急而數者多夭經曰根于

中者命曰神機神去則機息氣血者人身之神也脉急數者氣血易虧而神機易息故多夭脉遲緩者氣血和平而神機難損故多壽先哲論江海之潮則天地之噓吸晝夜止二升二降而已人之呼吸晝夜一萬三千五百息故天地之壽攸久而無疆人之壽延者數亦不滿百也嘗見如斯未知是否

或問有人寸關尺三部之脉按之絶無形迹而移於手陽明經陽谿與合谷之地動者何歟曰手太陰經肺與手陽明大腸一藏一府相爲表裏其列缺穴乃二經之絡脉故脉從絡而出於陽明之經此爲妻乘夫位地天交泰生成無病之脉乎學者可以不曉歟

或問婦人産後之證丹溪爲當以大補氣血爲主治雖有雜證以末治之又曰産後中風切不可作風治而用風藥然則産

後不問諸証悉宜大補氣血乎曰詳主末二字其義自明若夫氣血大虛諸証雜揉俱虛而無他証者合宜大補氣血自愈或因虛而感冒風寒者補氣血藥帯驅風之劑或因脾虛而食傷太陰者補氣血藥加消導之劑或因瘀血悪露未盡而悪寒發熱者必先逐去瘀血悪露然後大補經曰有本而標之者有標而本之者又曰急則治其標緩則治其本丹溪主末二字即標本之意耳臨證之際其於望聞問切之間豈不可辨乎若一例施之以補豈非刻舟求劍之術耶

或問姙娠之婦有按月行經而胎自長者有三五箇月間其血大下而胎不隕者或及期而分娩或踰月而始生其理何與曰其按月行經而胎自長者名曰盛胎蓋其婦血氣充盛養胎之外其血尤有餘故也其有數月之胎而血大下謂之漏胎蓋因事觸動任脈故血下而未傷於子宮故也雖然孕中

失血胎雖不虧其氣血亦虧多致踰月不産予曾見有十二三月或廿七八月或二十四五箇月生者往往有之俱是氣血不足胚胎難長故耳凡十月之後未産者當服大補氣血之藥以培養之庶分娩之無憂也學者不可不知

或問丹溪所謂難産之婦皆是八九箇月内不能謹以致氣血虧故也請問其旨何歟曰蓋婦人有娠大不宜與丈夫同寢今人未識此理至於八九箇月内猶有房事夫情慾一動氣血隨耗蓋胎孕全仗氣血培養氣血既虧則胎息羸弱日月既足子如夢覺即欲分娩遂能折胞求路而出胞破之後其胞中之漿水沛然下流胎息強健者即翻身隨漿而下此爲易産者也胎息倦弱者猶如夢寐未醒轉頭遲慢不能隨着而出胞漿既乾則汚血閉塞其生路是以子無所向遂至横生逆産臨産之際若見漿下而未分娩者便當亟乳趁服催

生之藥，如蜀葵子之類，遂去惡血，道路通達，庶有速產之功。醫者不可不知此意。

或問山居野處之地，云有狸魅之患，誠有此歟？否歟？曰：妖祟為患，自古有之，非獨老狐成精，至於人家貓犬，亦有善為妖者。大抵被其惑者，皆性淫而氣血虛者也。故邪乘虛而入耳。未有正人君子血氣充實者，而被其惑焉。治法必滋補其真陰，以壯其正氣，安養其心神，以禦其媱邪，房幃之內，罅隙不通，邪何由而入焉？若以師巫降童等邪術治之，則神愈不安，決無可瘳之理。遇斯疾者，可不謹歟？

或問中風之候，皆半身不遂，其有遷延歲月不死者，何也？曰：如木之根本未甚枯，而一邊之枝幹先萎耳。經曰：根于中者，命曰神機，神去則機息（言動物也）；根于外者，命曰氣立，氣止則化絕（言植物也）。夫神機未息，亦猶氣化之未絕耳。故半身雖不遂用然亦未至於機息而死也古所謂癱瘓者亦有深意存焉言癱者坦也筋脈弛縱坦然而不舉也瘓者渙也血氣散漫渙然而不用也或曰其為治之法與諸痺同乎曰不同也經謂風寒濕三氣合而成痺故曰痛痺（筋骨攣痛）曰著痺（著而不行）曰行痺（走痛不定）曰周痺（周身痺痛）皆邪氣有餘之候也其癱瘓者或血虛或氣虛皆正氣不足之証其治法故不同也惟痿痺屬血虛麻痺屬氣虛與癱瘓治法大同而小異為斈者宜加詳察毋眩乎

實也　盧七之覆載云

或問雀目之證遇晚則目不見物至曉復明此何病使然曰是則肝虛之候也或曰肝常虛其有餘然亦有不足者乎曰邪氣盛則實正氣奪則虛其人素稟血虛適遇寅申二年少陽相火司天厥陰風木在泉火炎於上木鬱于下夫胞絡相火既盛則心血沸滯而乾涸經曰天明則日月不明邪害空竅

盖心生血肝納血心血既涸則肝無所受經又曰目得血而能視緣肝開竅于目肝既無血則目昏而不明矣或曰目昏不明既得聞命矣其晚暗而曉復明者何也曰木生於亥旺於卯而絕於申至於酉戌之時木氣衰甚遇亥始生至日出於卯之地木氣稍盛而目復明矣雖然終不能瞭然如故或曰雀目之人患終變為黃脹而死何也曰木絕於申乃水土長生之地木氣萎和土氣敦阜經謂氣有餘則制己所勝而侮所不勝此土氣有餘而侮所不勝之木也或曰治法何如曰先宜地黃苓歸等藥以補益其腎肝之不足次用草朴蒼术陳皮之類平其土氣之有餘此乃略示端倪耳醫者自宜臨歧斟酌而通變治之慎不可按圖而索驥也

或問小兒氣喘而世俗例以為犯土謂犯其土皇也或矣雖或作竈或溪井填塞開通溝渠等事適遇小兒氣喘遂云犯土無

疑矣賊遂術士退土或畫符命貼於動土之處或咒法水焚
符謂脹或按家之九宮謂土皇居於何宮太陽落在何宮當
取太陽之土與兒飲之能釋土皇之厄而喘定間亦有驗者
夫歷代醫書汗牛充棟何不該載而遺此証為黃冠之流發
治教請明以告我曰夫小兒發喘多因風寒外束腠理壅遏
而肺氣不得宣通而為喘病耶治法當用錢氏瀉白散或三拗
湯等劑使腠理開通肺氣舒暢而喘息定矣或因吐瀉之後
而中氣不足亦使短氣而喘治用錢氏益黃散東垣補中益
氣湯或用伏龍肝湯泡放溫飲之其喘立定者有之蓋脾土
大虛必借土氣以培益之其術士窺竊此意而巧立名色而
謂太陽之土能安土也夫小兒之證不止一或慢驚直視而喘
或肺脹氣促而喘縱取太陽土盈盎以沃之亦莫能救其萬
一醫者自宜檢方按法調治毋聽末流之俗以致惑焉

或問婦人懐鬼胎者何歟曰晝之所思為夜之所見凡男女之性婬而虛者則肝腎之相火無時不起故勞怯之人多夢與鬼交夫所謂鬼胎者偽胎也非實有鬼神交接而成胎也古方有云思想無窮所願不遂為白淫白濁流於子宮結為鬼胎迺本婦自己之血液婬精聚結成塊而胸腹脹滿儼若胎孕耳非偽胎而何哉曰嘗記滑伯仁醫驗謂仁孝廟七祝揚天成一女薄暮遊廟廡見黃衣神覺心動是夕夢與之交腹漸大而若孕邀伯仁治診之曰此鬼胎也其母道其由與破血墜胎之藥下如科斗魚目者二升許遂安此非遇神交乎曰有是事而實無是理豈有土木為形能與人交而有精成胚胎耶噫非神之惑於女乃女之惑於神耳臆度此女年長無夫正所謂思想無窮所願不遂也有道之士勿信乎邪說之惑焉

或問：鰲峯熊氏纂集運氣全書，及撰爲傷寒鈐法，以病者之所
生年月日時，合得病之日期，推筭五運六氣與傷寒六經證
候，無不吻合，謂某日當得某經，某經當用某藥，而以張仲景
一百一十有三方按法施治，如太陽無汗，麻黄湯；有汗，桂枝
湯之類。使後學能推此法，不須問證察脉，但推筭病在此經，
即用此經之藥，實爲醫家之捷徑妙訣也。吾子可不祖述乎？
曰：此馬宗素無稽之術，而以世之生靈爲戲玩耳。竊謂上古
聖人仰觀天文，俯察地理，以十干配而爲五運，以十二支合
而爲六氣，天以六方寓之歲，以六氣紀之，以天之六氣加臨
於歲之六節，五行勝復盛衰之理無有不驗。傳曰：天之高也，
星辰之遠也，苟求其故，千歲之日至可坐而致也。今草莽野
人而以人之年命合病日而爲運氣鈐法，取仲景之方以治
之，是蓋士師移情而就法也，殺人多矣。知理君子幸勿惑其

又瘟疫論云

或問龐安常傷寒總病論所載時行瘟疫謂春有青筋牽證其候頸背雙筋牽急先寒後熱腰強急腳縮不伸胻中欲折或眼黃項背強直夏有赤脈攢證其候口乾舌裂咽塞嘁撲驚動不定秋有白氣貍證其候經絡壅滯皮毛堅豎發泄依熱生斑氣喘引飲冬有黑骨溫證其候腰痛欲折胸脇如刀刺切痛心腹膨脹四季有黃肉隨證其候頸下結核頭重項直或皮肉強硬而隱隱發熱嘗聞醫者賢愚疾無今古近年以來未嘗有已上諸證何今古之不同歟請明言其故幸甚曰瘟疫之證素無定體或氣運之變遷或世情之不古概予年踰八秩閱歷未見此異證或世有之而予未之見歟抑亦見之而予未之識歟安常裒集類據舉之資爲一代名世之士著述方書以爲後學之矩範豈好爲異說以欺世罔俗哉姑錄

之以俟達者再論

或問龐安常傷寒總病論所載聖散子方謂出於蘇子瞻尚書所傳又謂其方不知所從來而故人巢君穀世寶之以治瘟疫之疾百不失一安常讚曰自古論病推傷寒至爲危急表裏虛實日數證候應汗應下之法差之毫釐輒至不救而用聖散子者一切不問陰陽二感或男女相易狀至危篤者連飲數劑則汗出氣通飲食漸進神宇完復更不用諸藥連服取差其餘輕者心額微汗正尔無恙藥性小熱而陽毒發狂之類入口即覺清凉殆不可以常理詰也時疫流行平旦輒煮一釜不問老少良賤各飲一大盞則時氣不入其門平居無病能空腹一服則飲食甘美百疾不生真濟世衛家之寶也吾子何不遵其法多合以濟世之瘟疫豈非積德之一事乎曰予閱其方殆與醫道不合蓋其藥味止是燥熱助火之劑

別無辟邪除瘴之能如黒附子高良姜呉茱萸石菖蒲麻黄細辛半夏厚朴肉豆蔻防風藿香豈非辛熱燥烈之剤乎其有茯苓蒼白朮藁本猪苓澤瀉獨活甘草稍温不熱雖有柴胡芍薬枳殻三味之涼恐一杯之水難救一車薪之火夫熱薬治熱病素問謂之從治又謂之反治又謂之劫剤然此方必當時適遇瘟疫之身熱無汗或日期已過邪氣欲去正氣將復之際偶投一服二服劫而散之者有之由是衆皆以為得神仙之法争録其方以傳于世政所謂訛以傳訛也豈可以大釜煎煑令中一家俱歠乎又豈可令無病之人空腹服此熱薬乎用薬者若不熟之以理而謂不殺人者乎未之信也安常為一代之名醫而載此方於傷寒論中而謂能博施濟衆亦賢者之過焉

或問發沙之證古方多不該載世有似寒非寒似熱非熱四体

懈怠飲食不進俗呼為砂病其治或先用熱水蘸搭臂膊而以苧麻刮之甚者或以針刺十指出血或以香油燈照視身背有紅點處皆烙之已上諸法皆能使腠理開通血氣舒暢而愈此為何病又何由而得之乎曰内經名為解㑊原其所因或傷酒或中濕或感冒風寒或房事過多或婦人經水不調血氣不和皆能為解㑊證與砂病相似實非真砂病也夫砂病者嶺南煙瘴之地多有之矣詩云為鬼為蜮則不可得註云蜮短狐也江淮間多有之能含砂以射水中人影唐詩云射公巧伺遊人影亦謂此也人不見其形若被其毒輒為寒熱而病一曰蜮如鱉有三足一名射影病瘡如疥埤雅曰有長角橫在口前如弩檐臨其角端曲如上弩以氣為矢因水勢以射人俗呼水弩鶩能食之本草云溪毒砂風水弩射工蜮短狐蝦鬚之類俱能含砂射人被其毒者則憎寒壯熱

頁體分觧者傷寒初發之狀彼土人治法以手捫摸痛處用芋葉或其蕉葉捲角入內以口吸出其砂外用大蒜搗爛封貼瘡口即愈諸蟲惟鰕鬚最毒若不早治十死七八其毒深入於骨若鰕鬚之狀其瘡類乎疥腫彼地有溪鶒鸜鵒等鳥專食巳上諸蟲九遇此病即以此鳥毛羹燒灰服之及龍此鳥於病者身畔吸之其砂閃氣自出而病安也其他無此諸蟲之地實非眞砂證也嘗見如斯學者更宜博訪以長見聞可也

或問痞與痃癖積聚癥瘕病雖似而其名各不同請述一條陳其說以曉後學可乎曰痞者否也如易所謂天地不交之否內柔外剛萬物不通之義也物不可以終否故痞久則成脹滿而莫能療焉痃癖者懸絕隱僻又玄妙莫測之名也積者跡也挾痰血以成形跡亦鬱積至久之謂爾聚者緒也依元

氣以爲端緒亦聚散不常之意云癥者徵也又精也以其有
所徵驗及久而成精萃也瘕者假也又遐也以其假借氣血
成形及歷年遐遠之謂也大抵痃與痃癖乃胸膈間之候積
與聚爲肚腹內之疾其爲上中二焦之病故多見于男子其
癥與瘕獨見于臍下是爲下焦之疾故常得于婦人大凡腹
中有塊不問積聚癥瘕俱爲惡候切勿視爲尋常等疾而不
求醫早治若待脹滿已成胸腹鼓急雖倉扁復生亦莫能救
其萬一遘斯疾者可不懼乎

或問世有下蠱魘魅之術云奇呪人致死果有此乎否乎曰有
此事而實無此理也夫蠱毒魘魅之術者鄙廣深山僻野之
俗或因姦或因財及謀產爭婚等事益逞惡欲其死之念一興
故無所不用其極矣多稱仇家之生命或孫未成像書其名
姓年命而施之或畫其像書其名作紙棺以埋之或書符以

禁之或呪水以祝之種種不同雖有其事而實無應驗之理夫上帝好生為此者多反受殃或曰既無殺人之驗律法何以該載曰造律之士皆至公仁者深嫉其惡是蓋追其心之不仁而置之極刑於十惡之中而常赦所不原也或曰今之夢寐中而常魘者似有鬼神所附之狀何也曰然夢寐間常魘者蓋火起於下而痰閉於上心血虧欠而心神失守故魘豈有鬼神所附之理哉賢者願無惑焉

或問古者醫家有禁呪一科今何不用曰禁呪科者即素問祝繇科也立教於龍樹居士為移精變氣之術耳可治小病或男女入神廟驚惑成病或山林溪谷衝斥惡氣其証如醉如痴如為邪鬼所附一切心神惶惑之証可以借呪語以解惑安神而已古有龍樹呪法之書行于世今流而為師巫為降童為師婆而為扇惑人民哄嚇取財之術噫邪術惟邪人用

之知理者勿用也

或問丹溪所謂有外感挾内傷者有内傷挾外邪者其證何如而見當以何法而治請詳以語之曰假如先因勞役過度飲食失節而其體已觧倘又為感冒風寒而作其証必惡寒發熱頭身俱痛右手氣口及関脉則大於左手人迎及関脉二倍而兩手陽脉俱有緊盛之勢此内傷重而外感輕謂之内傷挾外邪也治法必以東垣補中益氣湯為主加以防風羌活柴胡之類或先因秋冬之月觸冒風寒鬱積已久欲發未發之間而加之飲食勞倦觸動而發其証必大惡風寒頭身大痛而大發熱左手人迎及関中脉則大於右手氣口及関脉一二倍而兩手陽脉亦各有緊盛之勢此外感重而内傷輕謂之外感挾内傷也治法必以仲景傷寒論六經見証之藥為主治少加以補中健脾之劑夫外感重者宜先攻而後

補（攻者下之類）內傷重者宜先補而後攻二證俱重宜攻補兼施或曰勞倦飲食二者俱甚而為大熱之證欲補則飲食填塞胸中恐愈增飽悶欲消導則恐元氣愈虛而病益甚其將何法以處治乎曰此政王安道所論不足中之有餘證也必宜攻補兼施以補中益氣湯間與丹溪導痰補脾飲加神麴麥芽之屬其甚者以東垣枳實導滯丸之類與補中益氣湯間而服之食去而虛證亦除是亦攻補兼施之法也醫者誠能斟酌權宜而處治之無有不安之理也

或問人之壽夭各有天命存焉凡人有生必有死自古皆然醫何益乎曰夫所謂天命者天地父母之元氣也父為天母為地父精母血盛衰不同故人之壽夭亦異其有生之初受氣之兩盛者（父母元氣皆盛也余倣此）當得上中之壽受氣之偏盛者當得中下之壽受氣之兩衰者能保養僅得下壽不然多夭折

雖然又不可以常理拘泥論也或風痰暑濕之感於外饑飽勞役之傷乎內豈能一一盡乎所稟之元氣耶故上古神農氏嘗百草製醫藥乃欲扶植乎生民各得盡乎天年也今世人有不信醫而信巫枉死者皆不得盡乎正命而遊於嚴墻桎梏死者何異焉或曰今之推命者皆以所生日時之天上星辰推兼其生死安危無不節節應驗予以父母之元氣為天命恐非至當之語曰天人之理盛衰無不脗合如河出圖洛出書聖人取以畫八卦而成易書凡人之一動一靜與夫吉凶消長之理進退存亡之道用之以卜筮靈變無差雖然聖賢諄諄教誨必使盡人事以副天意則凶者化吉亡者得存未嘗令人委之於天命也傳曰修身以俟命而已矣是故醫者可以通神明而權造化能使夭者壽而壽者仙醫道其可廢乎

或問先哲謂諸痛為實諸痒為虛丹溪亦曰諸痛不可用參芪蓋補其氣旺不通而痛愈甚然則凡病痛者例不可用參芪等藥乎曰以上所論諸痛特指其氣實者為言耳如傷風寒在表作痛或因七情九氣怫鬱不得宣通而作痛者固不可用補氣藥也若夫勞役傷形致身體解㑊而作痛者或太便後及大瀉痢後氣血虛弱身體疼痛及四肢麻痺而痛或婦人產後氣血俱虛致身體百節疼痛等病其可不用參芪等補氣藥乎學者毋執一也

或問寸關尺三脉部位既得聞命矣外有人迎氣口神門三脉其位安在請明以告我曰按活人書左手關前一分人迎是也右手關前一分氣口是也又按脉經謂左手人迎以前寸口脉即知人迎在病人左手關前寸後之位診者右手食指與中指兩岐之間是也又謂右手氣口以前寸口脉即知氣

口在病人右手關前寸後之位診者左手食指與中指兩歧之間是也經又曰兩手神門以後尺中脉即知神門各在病人兩手關後尺前之位診者中指與無名指兩岐之間是也今人多不識此或指人迎於左關或指人迎於左寸或指氣口於右關或指氣口於右寸或指神門於兩關相對者皆非也學者可不審乎

或問藥性有相畏相惡相反而古方多有同為一劑而用者其理何如曰若夫彼畏我者我必惡之我所惡者彼必畏我蓋我能制其毒而不得以自縱也且如一劑之中彼雖畏我而主治之能在彼故其分兩當彼重我輕畧將以殺其毒耳設我重彼輕制之太過則盡奪其權而治病之功劣矣然藥性各有能毒其所畏者畏其能所惡者惡其毒耳如仲景制小柴胡湯用半夏黃芩生薑三物同劑其半夏黃芩畏生薑而

生姜惡黄芩半夏因其分兩適中故但制其慓悍之毒而不減其退寒熱之能也其爲性相反者各懷酷毒如兩讐相敵决不與之同隊也雖然外有大毒之疾必用大毒之藥以攻之又不可以常理論也如古方感應丸用巴豆牽牛同劑以爲攻堅積藥四物湯加人參五靈脂輩以治血塊丹溪治尸瘵二十四味蓮心散以甘草芫花同劑而謂妙處在此是蓋賢者眞知灼見方可用之昧者固不可妄試以殺人也夫用藥如用兵善用者置之死地而後存若韓信行背水陣也不善者徒取滅亡之禍耳可不愼哉

或問當歸一物雷公謂頭破血身和血尾止血東垣又云頭止血身養血尾破血二説不同豈無歸一之論乎請明以告我曰東垣曰當歸者使氣血各有所歸之功之號也蓋其能逐瘀血生新血使血脉通暢與氣並行周流不息故云然又白

中半已上氣脉上行天氣主之中半已下氣脉下行地氣主之身則獨守乎中而不行也故人身之法象亦猶是焉予謂瘀血在上焦與上焦之血小則用去蘆上截瘀血在下焦與下焦之血虛則用下截之尾若欲行中焦之瘀與補中焦之血則用中一段之身非獨當歸他如黄芩用上截之虛者以降肺火用下截之實者以瀉大腸之火防風桔梗之類亦然此千古不易之定論也纂者詳之

或問黄栢地黄之類俱忌鐵器爲之搗何歟曰夫地黄黄栢之類皆腎經藥也錢仲陽謂腎有補而無瀉又曰虛者補其母實者瀉其子蓋腎乃陰中之少陰爲涵養真元之水藏其所以忌鐵器者防其伐木瀉肝恐子能令母虛也竟無他說

或問本草所載竹茹竹葉及烹竹瀝皆云用淡竹夫竹類頗多未審何竹名爲淡竹耶曰東坡蘇公之方有云淡竹者對苦

竹為之又除苦竹之外皆淡竹也我丹溪先生常用早筀竹名雷竹此淡中之淡者也此竹又名甜竹以其筍之味甜也別有一種水竹其筍味純淡故已上二竹皆可入藥用緑竹一筭俱無燥辣之味故知其無毒故也如無二竹晩筀竹亦可代用餘竹皆不可用也

或問嶺表烟瘴之地其俗平居無病之人朝夕常啖檳榔云可辟除山嵐瘴氣之疾吾儕有往於彼地者亦隨其俗而啖之果有益乎否乎曰按本草檳榔味辛氣温為純陽之物善驅逐滯氣散邪氣泄胷中至高之氣除痰癖下行以治後重脫疾之證如果有已上諸疾用之以佐木香黃芩等藥無不應驗若無病冲和胃氣脏久無故猛啖吾恐反泄真氣非徒無益而又害之是也嗚呼因習之弊死而無悔者焉羅謙甫曰無病服藥如壁裏添柱誠哉是言也嘗聞用藥如用兵朝廷

不得已而行之以禦寇耳若無寇可乎而無故發兵不惟空廢粮餉抑且害及於無辜之良民也戒之戒之

或問婦人產後諸疾古方多用四物湯加減調治我丹溪先生獨謂芍藥酸寒能伐發生之氣禁而不用何歟曰新產之婦血氣俱虛之甚如天地不交之否有降無升但存秋冬肅殺之令而春夏生發之氣未復故產後諸證多不利乎寒涼之藥大宜温熱之劑以助其資始資生之化源也蓋先哲制四物湯方以川芎當歸之温佐以芍藥地黃之寒是以寒温適中為婦人諸疾之妙劑也若或用於產後必取白芍藥以酒重復制炒去其酸寒之毒但存生血活血之能胡為其不可也後人傳寫既久脫去製炒註文丹溪慮夫俗醫鹵莽不製而用之特舉其為害之由以戒之耳若能依法製炒為用何害之有哉學者其可不知此乎

中風一

論

內經曰風之傷人也或為寒熱或為熱中或為寒中或為癘風或為偏枯又曰風者百病之長也至其變化乃為他病無常方又曰諸風掉眩皆屬肝木千金云岐伯所謂中風大法有四一曰偏枯謂半身不遂也二曰風痱謂身無疼痛四肢不收也三曰風懿謂奄忽不知人也四曰風痹謂諸痹類風狀也是以古之名醫皆以外中風邪立方處治惟河間劉守真氏所謂中風癱瘓者非謂肝木之風實甚而卒中之也亦非外中於風良由將息失宜心火暴甚腎水虛衰不能制之則陰虛陽實而熱氣怫鬱心神昏冒筋骨不用而卒倒無所知也亦有因喜怒思悲恐五志有所過極而卒中者夫五志過極皆為熱甚俗云風者言末而忘其本也東垣李之明氏亦

謂中風者非外來風邪乃本氣自病也凡人年踰四旬氣衰之際或因憂喜忿怒傷其氣者多有此證壯歲之時無有也若肥盛者則間而有之亦是形盛氣衰故如此耳丹溪先生亦曰有氣虛有血虛有痰盛又曰西北二方真為風所中者有之東南之人皆是濕土生痰痰生熱熱生風也夫上古之論中風二以為外感風邪之候及乎三先生之論一出皆以風為虛象而謂內傷正氣為病然三先生又別各有外感之論而使後学狐疑不決故王安道有論三子主氣主火主濕之不同而與昔人主風之不合而立真中類中之目或為二途愈竊疑焉曰卒中曰暴仆曰暴瘖曰蒙昧曰喎僻曰癱瘓曰不省人事曰語言蹇澁曰痰涎壅盛其為中風之候不過如此無此候者非中風之病也夫外候既若是之相侔而病因又何其若彼之異耶欲求歸一之論終不可得於是積年

歷試四方之病此者中人盡因風濕痰火挾虛而作何常見其有真中類中二者之分哉是以丁且豁然有所感悟焉知是否請陳梗概如左與明哲者共議夫中風之證蓋因先傷於內而後感於外之候也但有標本輕重之不同耳假如百病皆有因有證因則為本證則為標古人論中風者言其證也三先生論中風者言其因也知乎此則中風之候可得而詳論矣其所謂真中風邪者未必不由氣體虛弱榮衛失調然後感於外邪也若非體虛所致則西北二方風寒大盛之地而中風者比比皆是何暇為他證哉其所謂因火因氣因濕者亦未必絕無外邪侵侮而作也若無外邪侵侮則因氣因火因濕各自為他證豈有喎僻癱瘓暴仆暴瘖之候乎經曰邪之所湊其氣必虛是也豈肯以一中風之證該為二途哉治之之法重於外感者先驅外邪而後補中氣重於內

傷者先補中氣而後驅外邪或以散風藥為君而以補損藥為臣使或以滋補藥為君而以散邪藥為臣使全在活法量輕重而屢治之也內經曰有取本而得者有取標而得者有本而標之者有標而本之者又曰急則治其標緩則治其本若夫初病暴仆昏悶不省人事或痰涎壅盛舌強不語兩寸脉浮大而實者急宜以瓜蒂藜蘆等藥吐之以遏其勢或人迎脉緊盛或六脉俱浮弦者急宜以小續命湯表之蓋風氣大盛心火暴升而痰涎壅遏於經絡之中於斯時也豈尋常藥餌而能通達於上下哉故本方用附子以其禀雄壯之資而有斬關奪將之勢能引人參黃芪並行於十二經以追復其散失之元陽又能引麻黄防風杏仁輩發表開腠理以驅散其在表之風寒引當歸芍藥川芎輩入血分行血養血以滋養其虧損之真陰或加石膏知母以降胃火或加黄芩以清

肺金看所挾見證並夫時月寒温加減施治病勢稍退精神稍復輒當改用丹溪之法而以補氣補血清痰之劑以調養其本氣而安此急則治其標與夫標而本之之治也凡人手足漸覺不隨或臂膊及髀股指節麻痺不仁或口眼歪斜語言蹇澁或胸膈迷悶吐痰相續或六脉弦滑而虛軟無力雖未致倒仆其為中風暈厥之候可指日而定矣早當從丹溪之法調治其左手脉不足及左半身不遂者以四物湯補血之劑為主治右手脉不足及右半身不遂者以四君子湯補氣之劑為主治痰盛者二陳導痰等湯兼用氣血兩虛而挾痰者八物湯加南星半夏枳實竹瀝姜汁之類若夫眞元漸復痰飲漸消或覺有風邪未退者仍以羌活愈風湯防風通聖散之類出入加減調治而安此緩則治其本與夫本而標之之治也抑考先哲有云其證有中藏中府之分證各不

風中府者多着四肢故面加五色脉浮而悪風寒四肢拘急
不仁或在身之前或中身之側皆曰中府也其治多易中藏
者多滞九竅故唇緩失音耳聾鼻塞目瞀大小便秘結皆曰
中藏也其治多難大法中府者小續命等湯以發其表中藏
者三化等湯以通其裏府藏兼見者又不可拘泥或六氣
之微汗或一旬之通利又曰治須少汗亦須少下多汗則虚
其衛多下則損其榮斯又不可不謹或外無六經之形證内
無便溺之阻隔但手足不遂語言蹇澁者此邪中於經也又
當從乎中治而不可以標本論也是宜養血通氣大秦艽湯
羌活愈風湯之類治之夫所謂諸方論治乃先哲立權衡以
為後學之矜式耳其於臨證切脉之際又當須順時令而調陰
陽安藏府以和榮衛察病機審氣宜全在活法以度其輕重
之權量甚毋膠柱以調瑟也

脉

脉法

脉經曰脉微而数中風使然○寸口沉大而滑沉則為實滑則為氣氣實相搏入於藏則死入於府則愈此為卒厥不知人脣青身冷為入藏死身温和汗自出為入府而復自愈○脉陽浮而滑陰濡（濡當作輭與軟通下同）而弱或浮而滑或沉而滑或微而虚或微数寸口或浮而緩或緩而遲皆為中風之證大法浮遲者吉急疾者凶又曰脉浮而遲者易治大数而急者死

丹溪方法 凡五條

方法（先哲有云方者法之体法者方之用故二者不可偏廢也）

丹溪曰中風大率主血虚有痰或挾火與濕諸方書皆謂外中風邪惟劉河間作將息失宜水不制火極是然地有不同不可一途而論西北人外中者亦有東南之人皆是濕土生痰痰生熱熱生風也真中風邪者東垣中血脉中府

中藏之說甚好治法以治痰爲先補養次之初中急掐人中令省〇子和三法亦可用痰壅盛者口眼歪斜者不能言語者皆當用吐法輕者用瓜蒂散或蝦汁或稀涎散吐之或重而口噤者用藜蘆末少加射香或半錢或二錢灌入鼻內吐之一吐不已再吐亦有氣血虛而不可用吐法者愼之 吐法詳見痰門

〇半身不遂大率多痰在左屬死血少血宜四物湯加桃仁紅花竹瀝姜汁〇在右屬痰與氣虛宜二陳湯合四君子湯加竹瀝姜汁能食者去竹瀝加荊瀝尤妙肥人多濕少加附子行經

〇氣虛卒倒參芪補之挾痰則濃煎人參湯加竹瀝姜汁血虛者以四物湯補之挾痰者其藥俱用姜汁炒過更加姜汁竹瀝服

○遺尿者屬氣虛多以參芪補之

○凡中風口開手散眼合遺尿吐沫直視喉如鼾睡肉脫筋痛髮直搖頭上竄面赤如粧汗綴如珠皆爲中風不治之證也○若動止筋痛是無血滋筋故痛曰筋枯不治

皆屬手余方

○四君子湯

○四物湯已上二方並見虛損門

○二陳湯見痰飲門

○小續命湯併易老加減法東垣曰中風自汗者不可重發其汗故此藥亦不可輕用也

麻黃去節　人參去芦　黄芩　白芍藥

防己　桂枝　川芎各七分　防風一錢去芦

附子童便煮去皮臍　杏仁去皮尖研　甘草炙各七錢

金匱要略本方有石膏當歸無附子防風防己愚按本方

石膏當歸固不可無而附子防風防已尤不可缺此恐傳寫者之脱簡耳

右細切作一服水一盞半加生薑五片煎至一盞溫服

中風不審六經之形證加減用藥縱治之不能去其邪也

内經曰開則淅然寒閉則熱而悶知暴中風邪宜先以加減續命湯隨證治之

中風無汗惡寒麻黄續命主之　麻黄　防風　杏仁

依本方加添一倍宜鍼太陽至陰出血昆侖擧蹻

中風有汗惡風桂枝續命主之　桂枝　芍藥　杏仁

依本方加一倍宜鍼風府以上二證皆太陽經中風也

中風無汗身熱不惡寒白虎續命主之

石膏一兩四分　知母一兩四分　甘草七分　依本方加之

中風有汗身熱不惡風葛根續命主之

葛根一分　桂枝　黄芩　依本方加二倍

宜針陥谷刺厲兌針陥谷者去陽明經之賊邪刺厲兌者

瀉陽明經之實也已上二證陽明經之中風也

中風無汗身涼附子續命主之

附子加一倍　乾姜加七分　甘草加一二分

宜刺隱白去太陰之賊邪也此證太陰經中風也

中風有汗無熱桂枝續命主之

桂枝　附子炮　甘草炙

依本方加一倍宜針太谿此証少陰經中風也

中風六經混淆係之于少陽厥陰或肢節攣痛或麻木不仁

宜羌活連翹續命主之

小續命八分　加羌活四分　連翹六分

古今續命混淆無六經之別今各分經治療又分經針刺刺

法厥陰之井大敦刺以通其經少陽之經絕骨灸以引其熱是針灸同法象之大体也愚按先哲製小續命湯以治中風初病無汗及手足攣痛關節不利表實等證此急則治標之藥也后人不分表裏虚實通用以治中風之證故張易水東垣以加減之法夫中風無汗表實者固宜其有汗表虚之證雖加減之法恐不可以膠柱鼓瑟也

撮要

○大秦艽湯中風外無六經之形證内無便溺之阻隔知血弱不可養筋故手足不能運動舌強不能言語宜養血而筋自榮此方主之

秦艽一兩　甘草一兩　川芎　川歸

白芍各一兩　細辛半兩　羌活　防風

黄芩各五分　石膏一兩　白芷五分　白朮五分

獨活一兩　生地黄五分　熟地黄五分　白茯苓一兩

右細切作一服水煎溫服無時如遇天陰加生姜三片同煎如心下痞滿加枳實一錢同煎服

愚按此方用歸芎芍藥生地黄以補血養筋甚得体既曰外無六經之形証但當少用羌活秦艽引用以利関節其防風独活細辛白芷石膏等藥恐太燥而耗血雖用此川芎止可六分之一尤宜加竹瀝姜汁同劑最好達者詳之

机要○三化湯　中風外有六經之形証先以加減續命湯隨証治之内有便溺之阻隔後以此藥利之

厚朴　大黄　枳實　羌活各等分

右細切每服三兩重水三升煎至一升半終日服之以微利為度

机要○羌活愈風湯併加減法　療腎肝虛筋骨弱語言謇澁精神昏憒此藥安心養神調理陰陽使無偏勝治中風内外無邪服此藥以行中道

羌活　甘草　防風　蔓荊子

川芎　細辛　枳殼　熟地黄

人參　麻黃　薄荷　甘菊花
當歸　知母　黃芪　地骨皮
獨活　白芷　杜仲　枸杞子
秦艽　柴胡　半夏　梓厚朴
前胡　防巳三錢已上各　黃芩　白茯苓
芍藥四錢已上各　石膏　蒼朮　生地黃已上各
桂枝一分半　天陰雨加生薑三片
右細切作一服水二大盞煎至一盞去粗溫服○空心一
服臨下二參丹○臨卧一服臨下四白丹動以逆神靜以
清肺假令一氣之微汗本方藥一劑加麻黃一錢生薑五
片空心服以熱羹粥投之得微汗則佳如一旬之通利本
方藥一劑加大黃三錢如前煎臨卧服得利爲度如望春
大寒之後加半夏三分人參三分柴胡三分謂迎而奪之

陽之氣也望夏之月加石膏三分黃芩三分知母三分謂迎而奪陽明之氣也季夏之月加防己三分白朮二分茯苓三分謂勝脾土之濕也初秋大暑之後加厚朴二分藿香三分桂一分半謂迎而奪太陰之氣也霜降之後望冬之月加附子一分半桂一分半當歸三分謂勝少陰之氣也此雖立四時加減之法更宜臨證審察虛實寒熱土地之宜邪氣之多少可也

○四白丹能消肺氣養魄謂中風者多昏冒氣不清利此藥主之

白芷半兩　白檀一錢半　白茯苓半兩　白朮半兩
羌活一錢半　知母二錢　縮砂仁半兩　人參半兩
獨活一錢半　防風半兩　甜竹葉二兩　薄荷三錢
細辛二錢　甘草半兩　香附子半兩炒　川芎半兩
射香一字另研　牛黃半錢另研　藿香一錢半　龍腦半錢另研

右為細末煉蜜為丸每兩作十丸臨卧嚼一丸分五六次嚼以愈風湯送下上清肺氣下強骨髓

愚按此方多輕揚走竄之味雖有參朮茯苓甘草之補益而寡固不可以敵衆也昔用之於風痰壅盛昏憒不省人事者固宜其為血氣衰弱神不守舍而昏迷者則促其死耳學者宜知此意

丹

○二參丹　治健忘養精神定志和血內安心神外華腠理

丹參一兩半　丹砂五錢另研　遠志去心五錢　熟地黄一兩半

茯神一兩　人參五錢　菖蒲五錢　炙甘草一兩

天門冬一兩半　麥門冬去心一兩

右為細末煉蜜丸如梧桐子大每服五十丸至一百丸空心以愈風湯送下

○防風通聖散　併加減法治中風及諸風等證

防風　川芎　川歸　白芍藥

大黄　芒硝　連翹　薄荷葉

麻黃不用節各四分　石膏　桔梗　黃芩去朽各八分
白朮　梔子　荊芥穗各二分　滑石二錢四分
甘草炙一錢
右細切作一服加生薑三片水二盞煎至一盞溫服日再
服勞汗當風汗出為皶鬱乃痤去芒硝倍加芍藥當歸或
生癮疹或赤或白倍加去節麻黃鹽豉葱白發汗罷依前
方加四物湯黃連解毒三藥合而飲之日二服小便淋閉
去麻黃加滑石連翹煎調木香末一錢匕腰脇走注疼痛
加硝石當歸甘草煎調車前子末海金砂末各一錢匕破
傷風者如在表則辛以散之在裏則苦以泄之用此以兼
散之汗下後通利血氣驅逐風邪加荊芥穗大黃煎調全
蝎末一錢匕羌活末一錢匕諸風潮搐小兒急慢驚風大
便秘結邪熱暴甚腸胃乾燥寢汗咬牙目睛上竄譫語不

安轉筋驚悸倍大黄梔子煎調茯苓末一錢匕如肌肉蠕
動者調羌活末一錢匕風傷於肺咳嗽喘急加半夏桔梗
紫苑如打撲傷損肢節疼痛腰中惡血留滯不下加當歸
大黄煎調乳香沒藥各一錢匕鮮利四時傷寒加益元散
半兩加葱白塩豉生姜水一大碗煎至五七沸温服一半
以鵝翎探之即吐吐後更服一半汗出立解如飲酒中風
身熱頭痛如破加黄連葱白煎服立愈頭旋腦熱鼻塞濁
涕時下加薄荷黄連煎服内經曰膽移熱於腦則辛頞鼻
淵鼻淵者濁涕下不已也如氣逆者本方煎調木香末一
錢匕此方最治痢後鶴膝風良驗

局方
○大防風湯去風順氣活血壯筋又治痢後脚弱緩痛不能
行履名曰痢風或兩脚腫痛足脛枯腊名曰鶴膝風一切
麻痺痿軟風濕挾虚之候服之其効如神

熟地黄一两　白朮一两半　羌活半两　人參半两

川芎七分半　附子七分半炮去皮　防風一两去芦　川牛膝去芦酒浸半两

當歸去芦酒浸　黄芪一两　甘草炙半两　白芍藥一两

杜仲去粗皮細切薑汁拌炒絲斷

右細切作一服水二盞姜五片棗一枚煎至一盞空心溫服

愚按此方用歸芎芍藥熟地以補血用參芪白朮甘草以補氣用羌活防風散風濕以利関節用牛膝杜仲以補腰膝用附子以行參芪之氣而走周身脉絡盖治氣血兩虛挾風濕而成痿躄不能行者之聖藥也觀其治痢後風可見矣然可以治不足之痿弱而不可以治有餘之風痺也

（仲景子和方）○稀涎散治中風痰涎壅盛口眼歪斜膈塞不通等證

明白礬一两半生用半枯　猪牙皂角四莢去皮弦炙黄

右為細末每服一二錢温水調下以吐為度

（子和方）獨聖散治諸風膈實痰盛及諸癎痰飲壅溢等證

甜瓜蒂一两炒黄色瓜熟自落者佳

右為細末每服半錢或一錢量人虛實用之以酸齏汁調下以吐為度凡行吐法宜於天氣清朗之日行之晦日難得吐病暴急者不拘先食病者膈宿不食如服藥不吐再用熱齏水投之如吐風癇病者加全蝎半錢微炒如有蟲者加猪油五七點雄黃末一錢甚者加芫花末半錢立吐其蟲如濕腫滿者加赤小豆末一錢故此藥不可常用大要辨其虛實實則可用虛則不可用吐罷可服降火利氣安神定志之藥

〔附胃風證〕

丹溪曰胃風為病初飲食訖乘風涼而致其證飲食不下形瘦腹大惡風頭多汗膈塞不通脉右關弦而緩帶浮胃風湯主之

胃風湯

人參　茯苓　川芎

桂心　白术　白芍藥各等分　川歸

右細切每服八錢入粟米一小撮煎服如腹痛加木香半錢

○丹溪活套

凡中風證悉以二陳湯加姜汁竹瀝為主○風痰盛喉如拽鋸者加南星枳殼皂角防風括蔞仁○如血虛者加川歸川芎白芍藥生地黃有瘀血加桃仁紅花○如氣虛加人參白术黃芪自汗者以黃芪為君少用茯苓半夏或佐以附子○如風邪盛自汗身體痛者加防風羌活薄桂○頭目不利或頭痛如破加川芎白芷荊芥穗細辛蔓荊子頂痛者去川芎加藁本或加酒炒片芩○如無汗身體痛脈浮緩有力或浮緊或浮弦皆風寒在表之證本方加羌活防風川芎白芷蒼术秦艽之類或只用小續命湯倍麻

黄以表之○如太便秘結不行四物三化湯以微利之三五日一去可也○心血虧欠致心神恍惚本方加黄連遠志石菖蒲或心動揺驚悸者更加酸棗仁茯神側栢葉竹茹連前共作一劑煎服○凡中風小便不利者不可利小便熱退自能利也凡中風年老虚弱者不可吐氣虚卒倒者不可吐○肥人中風口喎手足麻木不分左右皆屬痰用貝母瓜蔞子南星半夏陳皮白术黄連黄芩黄栢羌活防風荊芥威靈仙薄桂甘草天花粉因寒者加附子竹瀝姜汁入酒一匙行經行必○瘦人中風屬陰虚火熱四物湯加牛膝黄芩黄栢有痰加痰藥入竹瀝姜汁服○遺尿者屬氣虚以參芪大劑補之○右癱者酒芩酒栢酒連防風各半两半夏一两羌活半两人參蒼术各一两川歸川芎各半两麻黄三錢甘草半两南星一两附子三片丸如

彈子大酒化下○肥人憂思氣鬱右手癱口渇補中益氣湯有痰加半夏竹瀝薑汁○中風證口眼歪斜語言不正口角流涎半身不遂或全體不能舉動因元氣虛弱兼酒色之過而更挾外邪用人參防風麻黃羌活升麻桔梗石膏黃芩荆芥天麻南星薄荷葛根芍藥杏仁川芎白朮細辛皂角等分加薑煎更入竹瀝半盃服外以艾灸治風穴道得微汗而愈○或有因寒而中宜薑附湯每服三錢挾痰挾氣攻刺加芍藥半錢手足不仁加防風挾濕加白朮茯苓牽急加木瓜肢節痛不可忍加薄桂一錢加薑棗水煎服之

（一）祖傳經驗秘方蠲風飲子治中風癱瘓口眼歪斜及一切手足走注疼痛肢節攣急麻痺不仁等證

防風去芦　杜仲去皮薑汁炒　羌活　白芷

川歸去芦頭酒浸炒　川芎　生地黃酒浸洗　白芍藥
川牛膝酒洗去芦　秦艽去芦　何首烏　萆薢
蒼朮米泔浸一二宿　白朮　木通去皮　大風子肉
威靈仙　血藤即過山龍也　防已　丁公藤各一兩
荊芥穗　海桐皮去皮　五加皮　天南星炮裂
半夏湯泡七次　橘紅去白　赤茯苓去皮　桑寄生
天麻　殭蚕炒　鈎鈎藤各半兩　薄桂去粗皮
草烏頭去皮尖　甘草節　川烏去皮臍　猪牙皂角各二錢半
兩頭尖　陰地蕨一名地茶　大薊　小薊
理省藤　桑絡藤已上各一兩半　生姜一兩另杵細
右各細切，用無灰好酒二斗五升，以磁罐一箇盛酒浸藥，以皮紙十數重包封罐口，冬半月，夏七日，秋春十日。每日清晨、午前、午後、臨卧各服二三太白盞。忌雞、猪、魚、羊、驢、馬、飛

食鰕蟹等肉味及煎煿油膩水菓生冷花麥熱麵一切動
氣發風之物其効如神萬舍萬全之藥也

○如神救苦散　治癱瘓手足走痛不止　御米殼蜜炒　陳皮
五壁虎蠑蝘蜓即也　乳香　沒藥　甘草各二　為末每服三錢煎服

○予長嫂何氏年五十七身肥白春初得中風暴仆不省人事
身僵直口噤不語喉如拽鋸水飲不能入六脉浮大弦滑
右甚於左以藜芦末一錢加麝香少許灌入鼻竅吐痰一
升許始知人事身体略能舉動急煎小續命湯倍麻黃連
進二服覆以衣被得汗漸甦省能轉側但右手足不遂語
言蹇澁後以二陳湯加芎歸芍藥防風羌活等藥合竹瀝
姜汁日進二三服若三四日大便不去則不能言語即以
東垣導滯丸或潤腸丸微利之則語言復正如此調理至
六十四歲得他病而卒

論　傷寒二

内經曰人之傷於寒也則為病熱〻雖甚不死若兩感於寒者則不免於死矣盖傷寒之證非若雜病之易知也惟漢張仲景深達是理而為立法之祖著傷寒論一書載三百九十七法一百一十有三方以為後學之矜式惜乎其書一変於王叔和之撰次再変於成無已之詮註傳之愈久而愈失其真也考其法與方也何嘗合其數焉且三陰寒證之用熱藥者十居七八其内經所謂傳經之傷寒自三陽而傳入於三陰之經但一於熱耳何由而為寒哉是以不能不使人之致疑也故後人紛〻之論俱未得其指要愚竊憾焉有至人傳云傷寒大法有四曰傳經曰專經曰即病曰鬱病夫即病者多為專經鬱病者多為傳經盖寒邪之中人無有定体或中

於陽或中於陰或但中於太陽未及鬱熱而即發首尾只在本經而不傳変者治宜麻黄桂枝等湯驅散表邪而愈或有從太陽未及鬱熱不從陽明少陽過而遂入於三陰之經者亦有初不曾入於陽經而直傷於三陰之經而即病者因其未曾鬱熱是以一切為寒證焉故多自霜降後至春分前發者是也為其無頭疼無大熱脉沉遲而微故古方又出中寒一條實此證也治宜四逆真武等湯温中逆脉而愈若夫始從太陽鬱熱以次而傳至於陽明少陽次第傳変於三陰之經者則為傳經之熱證明矣經日一日巨陽受之其脉尺寸俱浮其證頭項痛腰脊強故宜發干二日陽明受之其脉尺寸俱長其証身熱目痛鼻乾不得臥故宜解肌三日少陽受之其脉尺寸俱弦其証胸脇痛而耳聾往來寒熱故宜和解四日太陰受之其脉尺寸俱沉細其証腹滿咽乾自利故宜分利五日少陰受之其脉尺寸俱微緩其証口燥舌乾而渴故宜清之六日厥陰受之其脉尺寸俱沉審其証煩滿而囊縮故宜下之自此以病日以後至十三日乃愈按故多自春分後至夏至前

發者是也夫春夏固無即病專經之寒證而秋冬豈無辭病傳經之熱證與惟寒邪之傳注經絡實無定体故東垣有曰太陽者巨陽也為諸陽之首膀胱經病若渴者自入于本也名曰傳本太陽傳陽明胃土者名曰巡經傳為發汗不徹利小便餘邪不盡透入于裏也太陽傳少陽膽木者名曰越經傳為元受病脈浮宜汗當用麻黄而不用之故也太陽傳少陰腎水者名曰表裏傳為表病急當發汗而反下所以傳也太陽傳太陰脾土者名曰誤下傳為受病脈緩有汗當用桂枝而反下之所致也當臍腹痛四肢沉重太陽傳厥陰肝木者為三陰不至於首惟厥陰與督脈上行與太陽相接名曰巡經得度傳也夫經所謂兩感傷寒者日傳二經之候也一日太陽與少陰俱病二日陽明與太陰俱病三日少陽與厥陰俱病張仲景無治法惟東垣有治兩感大羌活湯 云十七司

斂其一二未能試其驗否爲援仲景傷寒論曰中而即病者名曰傷寒不即病者寒毒藏於肌膚至春變爲溫病至夏變爲暑病暑病者熱極重於溫也故之內經有曰春傷於風夏爲飧泄夏傷於暑秋爲痎瘧秋傷於濕冬必咳嗽冬傷於寒春必病溫此四時之正病也適閱內經中但有六經傳變之傷寒而無三陰直傷即病之寒證焉大抵內經以春三月及夏至前發者爲真傷寒張仲景以秋分後至冬三月發者爲真傷寒抑未敢議其孰非而孰是也若夫春爲溫病夏爲熱病皆冬受寒邪蓄積之久之重病也外有四時感冒新受風寒之輕證亦有頭疼体痛惡寒發熱等候自當作感冒處治非冬傷寒邪過時而發之重病也今人因借仲景治傷寒法治之獲效遂通謂之四時傷寒實非仲景立法之本意也夫欲治傷寒者切宜潛心洞察不可苟且輕試且如不當汗

而汗者為亡陽為畜血為鼻衄為筋惕肉瞤為下厥上竭為咽乾為小便淋閉不當下而下者為結胸為痞氣為懊憹為失血為復熱又陰盛陽虛汗之即愈下之即死陽盛陰虛下之即愈汗之即死又曰桂枝下咽陽盛即斃承氣入胃陰盛乃亡醫者其可輕視之乎

脉法

○脉陽浮而陰弱謂之傷風（浮虛 邪在六經俱弦加之○陽浮衛中風也陰弱榮氣弱也○風傷陽故）

脉浮緊而無汗謂之傷寒（寒傷榮實則脉虛○陽脉緊邪在上焦主欲吐也）

脉浮頭項痛腰脊強病在太陽

脉長身熱鼻乾目疼不得臥病在陽明

脉弦胸脇痛耳聾往來寒熱病在少陽

脉沉細咽乾腹滿自利病在太陰

脉微緩口燥舌乾而渴病在少陰

脉沉濇煩滿囊縮病在厥陰

脉陰陽俱盛重感於寒而緊濇變為温瘧陰陽緊盛傷寒之脉前病熱未已後復感於寒也

脉陽浮而滑陰濡而弱更遇於風變為風温陽脉浮滑陰脉濡弱皆風脉也前脉未除風木乘熱也

脉陽洪數陰實大太過温熱兩合變為温毒洪數實大皆熱兩熱相合也

脉陽濡弱陰弦緊更遇温氣變為温疫

病發熱脉沉細表得太陽名曰痓病

病太陽關節疼痛而煩脉沉細名曰濕痺

病太陽身熱疼痛脉微弱弦芤名曰中暍

若發汗已身灼然熱名曰風温風温為病脉陰陽俱浮自汗出身重多眠睡鼻鼾語難小便不利更溲其下若被火者微發黃色劇者則驚癎時瘈瘲色如火薰則死

脉沉細而疾身涼四肢冷煩躁不欲飲水狂悶名曰陽厥傷寒熱盛脉浮大者生沉小者死已汗沉小者生浮大者死

方法

丹溪曰外感無内傷者用仲景法傷寒挾内傷者十居八九經曰邪之所湊其氣必虛補中益氣湯從六經所見之證加減用之氣虛甚者少加附子以行參芪之氣○東垣謂内傷者極多外傷者間而有之此發前人所未發後人徇俗不見真切雷同指為外傷極謬其或可者蓋亦因其不敢放肆而多用平和之藥散之耳若粗率者必致殺人有感冒輕病不可便認為傷寒西北二方極寒肅殺之氣外傷者甚多東南二方溫和之地外傷甚少所謂千百而一二也

○桂枝湯并加減法治太陽經中風發熱自汗鼻鳴乾嘔

桂枝二兩半　芍藥一兩半　甘草一兩

右細切作一服加生姜三片大棗二枚水一盞半煎至一盞去粗溫服本方惟冬及春初可行○春末及夏至前加黃芩一錢○夏至後加知母一錢石膏一錢或加升麻半錢○若病人素虛寒者不用加減小便數其素飲酒人不喜甘者切不可行桂枝也○如發汗過多心下悸而欲按者去芍藥姜棗煎服○如傷風項背強有汗不惡風而變爲柔痓者本方中加乾葛一錢○如汗後身痛脉沉本方中加人參一錢○如風濕身痛脉浮虛濇多汗本方中加附子半錢○如關脉沉實大便秘而腹痛者本方中加大黃一錢半芍藥一錢減甘草半錢○如太陽下之太早成協熱利不止心下痞表裏不解者本方中去芍藥加白朮人參乾姜各一錢○如太陽汗多成剛痓者本方中加乾葛

桂枝芍藥各半錢括蔞根甘草各一錢○如太陽脉浮腹痛本方中加芍藥一錢餳糖一匙名小建中湯○如傷寒汗後身痛脉遲弱本方中加黄芪一錢餳糖一錢名黄芪建中湯○如太陽發熱無汗悪寒脉微弱者本方中加麻黄石膏各等分名桂枝二越婢一湯○如服桂枝後形似瘧日再發或身癢而汗不出者得汗必觧本方中加麻黄一錢半杏仁十箇名桂枝麻黄各半湯

○麻黄湯 併加減法 治太陽證脉浮頭及身體疼痛悪寒發熱無汗而喘

麻黄二兩去根節 桂枝一兩三分 甘草六分 杏仁十箇

右細切作一服水一盞半先下麻黄煎一沸掠去上沫下餘藥煎八分去柤温服覆取汗 蓋麻黄湯性熱惟冬及春初兼病人素有寒者乃用正方夏至後服必發斑黄狂悶

○如夏月得太陽證悪寒發熱頭痛脉浮洪感無汗以子和六神通解散代之○如太陽發熱無汗悪寒漸變為剛痓者本方中加赤芍藥六分葛根一錢荳豉二錢入葱白同煎○如傷寒中濕身体痛身目俱黄本方中去桂枝加連翹一錢生桑白皮赤小豆各二錢入生姜大棗同煎○傷寒即病少陰經脉沉微身體痛得汗則已本方中去桂枝杏仁甘草加細辛一錢二分附子一錢○傷寒大下後脉沉遲尺脉不至咽喉不利唾膿血厥逆泄利不止者錐曰難治本方中去杏仁加升麻當歸各一錢知母黄芩萎蕤各半錢石膏白术芍藥天門冬茯苓乾姜各七分次第取微汗而愈○即病少陰經無表裏証本方中去桂枝杏仁倍甘草加附子一錢二三服後得微汗而愈○如風濕相搏脉浮身盡痛本方中去桂枝加薏苡仁一錢得微

汗而愈

○葛根湯 借加減法 治太陽與陽明合病無汗惡風身躰肌肉俱痛

葛根一錢半　桂枝　甘草　芍藥各七分半

麻黄一錢

右細切作一服加生姜三片大棗二枚水一盞半煎先下麻黄葛根一二沸掠去上沫納諸藥煎至一盞去柤溫服取微汗即愈○如見陽明正病頭目痛鼻乾無汗肌肉疼痛本方中去麻黄桂枝加升麻一二半倍芍藥取微汗而愈名升麻葛根湯○如風溫脉浮身重汗出本方中加石膏大青龍膽草萎蕤各半錢○如痎瘧春感清發熱而渴不惡寒本方中加黄芩六分不問已汗未汗頭痛肌熱者本方中去麻黄甘草桂枝加知母川芎各六分八生姜葱

白同煎○如濕毒發斑必須嘔逆本方中去桂枝芍藥加橘紅杏仁知母黄芩各六分○如太陽誤下之成協熱利不止本方中去麻黄桂枝芍藥加黄連黄芩各三分甘草只用二分○如太陽與陽明合病不下利但嘔者本方中加製半夏五分

○小青龍湯 併加減 治太陽表證未解心下有水氣乾嘔發熱而咳 上

麻黄　芍藥各二兩　細辛　乾姜

甘草　桂枝各一兩五分　五味子　半夏各二兩

右細切作一服用水三盞先煮麻黄減半盞去上沫納諸藥煮取一盞去柤溫服連進三服○如表證未解而渴甚者本方中去半夏加栝蔞根一錢○如嘔而微利熱而欬本方中加芫花龍眼大○如太陽汗後飲水多欲而喘

本方中去麻黃加杏仁泥一錢重○如太陽咳嗽表未解心下有水氣而小便不利者本方中去麻黃加茯苓一錢半○如水寒相搏咳逆不止者本方中去麻黃加附子一錢

○大青龍湯治傷寒見風或傷風見寒太陽無汗脉浮緊煩躁可服脉弱汗自出不可服

麻黃五錢　桂枝　甘草炙各一錢半　杏仁廿箇去皮尖另研

石膏三錢

右細切作一服加生薑三片大棗二枚水二盞先下麻黃煎一二沸撩去上沫納諸藥煎至一盞去柤服如一服得汗則止後服未汗再投二服或一二服得汗為度○如太陽無汗惡風煩躁夏月於本方中加黃芩二錢

○小柴胡湯併加減法治傷寒四五日往來寒熱胷滿脇痛心煩喜嘔風温身熱邪在少陽經病

柴胡去蘆二兩半　黃芩　人參各一兩　甘草半兩
半夏八分
右細切作一服加生薑三片大棗二枚水二盞煎至一盞
去柤溫服○如小便難潮熱腹滿本方中加茯苓一盞○
如下後陰虛生熱脉微惡寒本方中去黃芩加芍藥二錢
○如嘔而發熱胸脇滿小便不利本方中去黃芩加茯苓
一錢半○如飲水過多成冰結胸本方中去大棗加牡蠣
一錢半○如少陽往來寒熱咳嗽胸脇痛者本方中去人
參大棗加五味子乾薑各半錢○如往來寒熱而渴甚者
本方中去半夏加人參半錢瓜蔞仁一錢○如身熱欲近
衣不渴者本方中去人參加桂枝半錢○如病後熱而渴
不惡寒而欬者本方中更加五味子半錢○如痞而胸脇
滿脹本方中加乾薑半錢牡蠣一錢○如風溫汗後身熱

心下彷悶有動氣者本方中加桂枝半錢芍藥一錢○如往來寒熱胸脇滿小便不利嘔而不渴者本方中去人參半夏外加桂枝乾姜牡蛎各六分瓜蔞根一錢○如傷寒八九日下之胸滿小便不利譫語驚狂自汗亡陽煩躁起臥不安一身盡痛本方中加龍骨桂枝鉛丹茯苓牡蛎各半錢大黄七分煎服

○大柴胡湯治傷寒内實大便難身熱不惡寒反惡熱者

柴胡四兩　黄芩　芍藥各二兩半　半夏一兩

大黄二兩　枳實一兩半

右細切作一服加生姜三片大棗二枚水二盞煎八分去柤温服以利為度未利再投一服

○調胃承氣湯治太陽陽明不惡寒反惡熱大便秘結譫語而嘔日晡潮熱者

大黄六錢半　甘草二錢　芒硝一錢

右細切水二大盞煎至一盞去粗内芒硝再煎一沸温服

○小承氣湯六七日不大便腹脹滿悶病在陽明無表證汗後不惡寒潮熱狂言而喘者

大黄七錢　厚朴　枳實三錢半

右細切作一服水二碗煎一半碗去粗温服以利為度未利再投一服

○大承氣湯治胃實譫語五六日不大便腹滿煩渇併少陰舌乾口燥日晡發熱脉沉實者

大黄七錢半　厚朴　枳實各一兩　芒硝半合

右細切水二碗先煎枳朴二物取一碗半去粗内大黄煮煎至一碗去粗納芒硝更煎一二沸温服以利為度未利再投一服

○桃仁承氣湯外證已解小腹急大便黑小便不利為瘀血證此藥主之

大黄三分　桃仁十个去皮尖研　桂心去皮　芒硝各一分半

甘草一分

右細切水一盞半煎至一盞去粗納芒硝再煎一二沸溫服血盡為度未盡再服

○白虎湯并加减法治陽明證汗後脉洪大而渴及頭額中脚等證

知母六分　甘草二分　石膏一两二　粳米五勺

右細切作一服水二盞煎待米熟去粗溫服○如口燥煩渴或發赤班本方中加人參二錢名化班湯又名人參白虎湯○如秋感熱之疫癘或陽明下後大便不固熱不退者或濕溫證熱不退而大便溏者本方中加蒼术六錢

水煎○蒼白虎湯

○理中湯并加减法　治即病太陰自利不渴寒多而嘔腹痛下利鴨溏蚘厥霍乱等證

人參　甘草　乾姜　白朮各二分半

右細切作一服水二盞煎八分去粗温服○如腎氣動者去白朮加肉桂一錢○如吐多者去白朮加生姜三錢○如下利多者倍白朮人參添水煎○寒多者加乾姜一錢半○如腹滿下利脉沉遲而微者加炮附子二錢○如渴欲中寒脉弱氣虛變為陰疸本方中加茵蔯蒿二錢○如霍亂轉筋本方中加石膏半兩○如痞而胃寒或霍亂吐瀉不渴胸滿未成結胸者或厥陰飢不能食食即吐蚘用理中丸以本方藥為細末煉蜜為丸如彈子大每用白湯半盞化一丸

○四逆湯治即病太陰自利不渴及三陰證脉沉細而遲身体痛者

附子一枚去皮作八片生用　甘草炙六錢　乾姜五錢

右細切分作二服每服用水二盞煎至一盞去柤溫服取少汗乃愈

○真武湯治即病陰證傷寒脉沉細身体痛或發少陰汗致筋惕肉瞤等證

茯苓　芍藥　生姜　附子炮去皮各三錢

白朮二錢

右細切作一服水二盞煎至一盞去柤服○如欬者加五味子乾姜細辛各一錢○如小便利者去茯苓○如下利者去芍藥加乾姜二錢○如嘔者去附子倍生姜

○朮附湯治風濕小便自利及濕溫身体痛等症

白朮二両　甘草二両　附子炮　生姜各二両半

右細切作一服水二盞大棗二枚煎至一盞去柤温服

○小陥胸湯治小結胸陽證傷寒下之太早變為結胸胸中作痛痞滿

黄連一両三分　半夏二両六分　瓜蔞子連穰二両半

右細切作一服用水一盞先煑瓜蔞取一盞去柤納諸藥再熬至七分一盞去柤温服未和再投一服

○大陥胸湯治大結胸併熱實結胸胸中大痛高起手不可近摸者

大黄三錢　芒硝二錢半　甘遂一分二厘別末

右細切作一服水一盞半先煑大黄至一盞去柤納芒硝煑一二沸納甘遂末服以利為度

○抵當湯治瘀血結胸證譫語因瘀血結於胸中狂言小腹亦滿漱

泳不止欲絶者

小蛭炒黃色 虻蟲十五枚去趐足炒黃色 桃仁一十箇去皮尖另研

右細切水一盞半煎至一盞去柤服血下止後服

○小半夏茯苓湯治水結胷

半夏四錢 茯苓三分

右細切作一服水一盞半煎至一盞去柤入生薑自然汁

半合再煎一二沸溫服

○梔子豉湯治吐下後心胷懊憹無奈或大下後身熱不去

心中痛結

肥梔子四枚 香豉半兩

右細切作一服水二盞先煮梔子至一盞內豉同煮至七

分去柤溫服得吐止後服

○玄參升麻湯治發斑咽痛

升麻　玄參　甘草各半兩

右細切水三盞煎至一盞半去粗温服

○陽毒升麻湯治陽毒赤斑出狂言吐膿血

升麻二分　犀角屑　射干　黄芩

人參　甘草生用各一分

右細切作一服水一盞煎至一盞去粗温服

○姜附湯并加減法治下後復發汗晝不得眠無表證而脉微者

乾姜五分　附子一枚生用

右細切作一服水二盞煎至一盞去粗頓服○如下利厥逆脉不至者加甘草五錢倍乾姜添水煎服○如面赤者加葱九莖○嘔者加生姜○咽痛加桔梗○利止脉不出加人參三錢名通脉四逆湯○吐利止汗出而厥四肢拘急脉微欲絶本方煎成乘熱加猪膽汁半合攪勻分二服

其脉即起○小陰證腹痛或泄利下重本方中加芍藥一錢半

○和劑藿香正氣散治四時感冒頭痛憎寒壯熱或風濕氣霍乱吐瀉常服除山嵐瘴氣

大腹皮先以手擘淨用清酒先浸曝乾再用烏豆煮汁洗滌用蓋此物恐有鴆鳥糞毒一不製即損人　紫蘇連梗葉用　藿香　白芷　茯苓各示分

厚朴薑汁製炒　白朮　陳皮去白　苦梗

半夏各四分　甘草炙二分

右細切作一服加生姜三片大棗二枚水二盞煎至一盞三分溫服

○和劑不換金正氣散治四時感冒傷寒瘟疫時行及山嵐瘴氣寒熱往來霍乱吐瀉下利赤白及出遠方不伏水土並皆治之

厚朴姜汁製炒　陳皮去白　藿香　半夏湯炮七次
蒼朮米泔浸各一兩　甘草半兩

右細切作一服加生姜三片大棗二枚水一盞半煎至一盞溫服

○東垣加減涼膈散　退六經熱及傷寒餘熱不解胷煩等證

連翹一兩　梔子　薄荷葉　淡竹葉
黃芩　桔梗各半兩　甘草生一兩

右細切作一服水一盞半煎至一盞日三五服熱退即止

○易老曰涼膈散減芒硝大黃加桔梗同為舟楫之劑浮而上之治胷膈中與六經熱以其手足少陽之氣俱下胷膈中三焦之氣同相火遊行於身之表膈與六經乃至高之分此藥浮載亦至高之劑故能於無形之中隨高而走去胷膈中及六經熱也

和剤方　○十神湯治時令不正瘟疫妄行或四時感冒風熱發熱
憎寒頭疼身痛無汗此藥不問陰陽兩感並宜服之
川芎　甘草　麻黃　乾葛
紫蘇　升麻　白芷　赤芍藥
陳皮　香附各一兩
右細切作一服加生薑三片連鬚葱白三箇如中滿氣實
者加枳殻一錢水二大盞煎至一盞三分去柤熱服
○消風百解散治四時感冒頭疼發熱咳嗽鼻塞聲重喘急等證
荊芥穗　白芷　陳皮　麻黃去節
蒼朮各一兩　甘草半兩
右細切作一服加生薑三片葱白三箇水一盞半煎至一
盞熱服咳嗽甚者加烏梅一箇同煎服
活人　黃連解毒湯治傷寒大熱不止乾嘔煩渴錯語呻吟不得

安臥

黄連一錢　黄芩　黄柏　梔子各二錢

右細切作一服水一盞半煎至一盞去柤服

活人○金沸草散治傷寒咳嗽頭疼發熱胸膈痰壅喘滿等證

前胡一兩半　半夏七分半　細辛三分　旋覆花一兩半

甘草三分　荊芥穗二兩　赤茯苓一兩

一方無細辛茯苓有麻黃芍藥

右細切作一服加生姜五片大棗一枚水一盞半煎至一

盞溫服

和劑○五苓散治傷寒中暑煩躁小便不利而渴或霍亂吐利不

止東垣曰五苓散乃太陽裏之下藥也夫太陽高則汗而

發之下則引而竭之渴者邪入太陽本也當下之使從

膀胱出也其脊燥膀胱熱小便不利此藥主之小便利者

不宜用然太陽病熱而渴小便雖利亦宜此藥下之當服不服則穀消水去形亡必就陽明燥火戊胃發黄此太陽入本失下也由不服此藥故也

澤瀉一兩半　白术一兩　赤茯苓一兩　猪苓一兩

肉桂半兩

右研為細末每服三錢白湯或清水飲調服或細切加姜棗煎服熱甚者去桂加黄芩○如傷寒三四日間往來寒熱自利者邪入太陰而少陽經病尤在也本方合小柴胡名柴苓湯加姜棗煎服以分利其陰陽也

○東垣此事難知曰經云有汗不得服麻黄無汗不得服桂枝若誤服則其變不可勝数故立此法不犯三陽禁忌解利神方此易老之法也名曰九味羌活湯

[illegible]　九味羌活湯

羌活治太陽肢節痛君主之藥也然非無為主也乃撥亂反正之主故大無不通小無不入關節痛非此不能除也

防風治一身盡痛乃軍卒中卑下職也一聽軍令而行所使引之而至

蒼朮別有雄壯上行之氣能除濕下安太陰使邪氣不納傳之于足太陰脾

細辛治足少陰腎苦頭痛　川芎治厥陰頭痛在腦

白芷治陽明頭痛在額　生地黄治少陰心熱在內

黄芩治太陰肺熱在胸　甘草能緩其急調和諸藥

已上十九味雖為一方然亦不可執一執中無權猶執一也當視其經絡前後左右之不同從其輕重大小多少之不一增損用之其効如神細切水煎服若急汗熱服以羹粥投之若緩汗溫服之而不用湯投之也〇脉浮而不解者宜先急而後緩〇脉沉而不解者宜先緩而後急〇此藥不獨解利傷寒治雜病亦有神〇中風行經者加附子〇

中風秘澁者加大黄〇中風并三氣合而成痺等證各隨十二經上下内外寒熱温凉四時六氣加減補瀉用之

〇東垣曰經云兩感於寒者死不治一日太陽與少陰俱病頭痛發熱惡寒口乾煩滿而渴太陽者腑也自背腧而入人所共知少陰者藏也自鼻息而入人所不知也鼻氣通於天故寒邪無形之氣從鼻而入腎為水也水流溼故腎受之經曰傷于溼者下先受之同氣相求耳又云天之邪氣感則害人五藏以是知内外兩感藏府俱病欲表之則有裏欲下之則有表表裏既不能一治故死矣然所禀有虚實所感有淺深虚而感之深者必死實而感之淺者猶或可治治之而不愈者有矣未有不治而復生者也予嘗用此間有生者十得二三故立此方以待好生君子用之名曰解利兩感神方大羌活湯

易老方〇解利兩感神方大羌活湯

防風　羌活　獨活　防巳

黄芩　黄連　蒼朮　白朮

甘草炙　細辛各三分　知母　川芎

地黄各一錢

右細切作一服水二盞煎至一盞半去柤熱飲之未解再服三四劑病愈則止若有餘證並依仲景法隨證治

〇張子和六神通解散治夏月傷寒得太陽陽明二經病汗不出頭項痛腰脊強目疼鼻乾不得臥代麻黄葛根等湯發表藥也

蒼朮三錢　石膏　滑石　黄芩各一錢半

麻黄七分　甘草半錢

右細切作一服水二盞煎七分服春加防風一錢

已下皆河間方〇劉河間守真治傷寒直格要訣
傷寒前三日在表法當汗可用雙解散連進數服必愈
〇雙解散即後一方
〇防風通聖散方見中風門
〇益元散又名六一散又名天水散方見痢門
二藥合而服之當得汗而解若不解者病已傳變
傷寒後三日在裏法當下若下之太早則表邪乘虛入裏遂
成結胷虛痞懊憹斑疹發黃之證輕者必危危者必死但
當以平和之藥宣散其表和解其裏病勢或有汗或無汗
發熱未愈當用小柴胡涼膈天水合而服之
病若半在表半在裏法亦當和解小柴胡涼膈主之
若裏熱徹者則當微下大柴胡合解毒湯主之若熱勢未退
又以大柴胡合三一承氣下之

（三一）承氣湯

大黄　芒硝　厚朴　枳實各半兩

甘草一兩

右細切，作一服，水一大盞，姜三片，煎七分，熱服。

其病胸膈滿悶，或喘或嘔，陽脉緊盛者，宜瓜蒂散吐之。

汗吐下三法之後，別無異證者，凉膈散調之。

病大熱已去，微熱未盡除者，以益元散服之，無令再病。此湯寒治法之大要也。

或傷風自汗，脉浮緩者，雙解散去麻黄，以解利之。

其病半表半裏，白虎湯和解之。

其病在裏，脉沉細者，無問風寒暑濕，或表裏證俱不見，或内外諸邪所傷，有汗無汗，心腹痛滿，譫語煩躁，蓄熱内盛，俱是脉沉者，並用承氣合解毒下之。

或中暑自汗以白虎湯解之白虎解後以五苓合天水調之
多進數服無妨
或腹脹滿脉沉者亦當以承氣合解毒微下之
或發汗之後熱不解脉尚浮者白虎加蒼术再解之
或裏熱内盛陽厥極深皆因失下而成此證以致身冷脉微
昏憒將死切不得以寒藥下之誤下即死有一輩庸醫妄言
是陰厥使欲投玄武四逆温熱之劑下咽必死殊不知此證
乃陰耗陽竭陰氣極弱謂之耗陽厥極深謂之竭蓄熱沸鬱
將欲絶者當此之際寒劑熱劑俱不可投但進涼膈解毒以
養陰退陽宜散畜熱脉氣漸生得大汗而愈亦有無汗氣和
而愈者未愈却用解毒合承氣下之次以解毒涼膈天水三
藥合而為一調和陰陽洗滌藏府則其餘別證自不生矣
自大下之後熱不退再二三下之熱愈盛者下之不愈脉微氣

虛力弱不加以法則無可生之理若輕而不下則邪熱極盛陰氣極衰脉息漸絶必不可救似此之證是下之亦死不下亦死醫者到此殺人活人只在一彈指間其不至手足厥者幾希矣（謙云傷寒汗後汗出不解或反不汗脉尚弱白虎加蒼朮湯再解之 又按餘論云傷寒已後白汗虛熱不已白虎加參朮人參一服加桂汗止身涼此過於去也如此則汗下之後熱不退不問有汗無汗並宜白虎加蒼朮解次又加人參亦妙仍服涼膈解毒湯之）

經云三下而熱不退者即死後人有四五次下而生及十數次下而生者此偶然誤中耳活者得一二死者已千百後學切不可以此為法但當依前法用解毒合涼膈調之使陽熱除退陰脉漸生庶不失人命也

若傷寒不解散成結胸之證臨時擇用大小陷胸湯丸累下之若脉浮者不可下是表證未出小柴胡合小陷胸湯救之脉雖浮而熱大極者須氣徐徐陳利之

或有留飲退度溫熱內生自利不止其熱未退解毒湯治之

陽毒生斑涼膈散加當歸

怫鬱熱盛在表裏而無汗溫熱在裏不能發於外相薄遂成

發黃茵陳湯調五苓散甚者茵陳合承氣下之

心煩不得臥梔子豉湯

○茵陳湯

山茵陳一兩　大黃半兩　梔子十枚

右細切水二盞煎至一盞溫和服以利為度

○梔子豉湯方見前

一誤下太早遂成結胸虛痞涼膈散加枳殼桔梗

剛柔二痓譫語發狂踰垣赴井皆陽熱極盛而然承氣合解

毒下之

一汗下之後煩渴飲水涼膈散及減桂五苓甘露益元選而用

之

○甘露飲

茯苓　澤瀉　甘草　石膏

寒水石各二兩　白朮　桂枝　猪苓各半兩

滑石四兩

右為末每服三錢白湯調或新汲水調薑湯尤妙

一小便不通五苓瀉之大便閉結承氣下之更有外證加減防風通聖散方内隨證用藥處治萬無一失也

一婦人諸治皆然惟孕婦三四月併七八月不用硝黃其餘月分用之無妨

一小兒減劑服之

此中有古人治傷寒不傳之妙後之學者宜慎寶之

愚按河間已上治傷寒法宜用於春三月及夏至前後

温病及中暑熱傳經之證能按法施治無有不安

○丹溪活套

凡傷寒傳經之証初得太陽經病惡寒發熱頭項強腰脊痛無汗急用東垣九味羌活湯表之而愈或諸痛悉除亦不惡寒但發熱不解或微汗濈濈然出此為挾虛證宜用補中益氣湯為主治有汗加桂枝芍藥汗未透脉尚浮緊加羌活蒼朮防風葛根倍升麻柴胡滿悶者去黄芪人参仍頭痛未去加川芎白芷薄荷荊芥細辛葛根如渴加五味子麥門冬天花粉三四日間不宜前藥則以小柴胡湯驗證加減如寒熱脇痛少陽外證悉具只以本方服之若無腹滿自利已見太陰證而少陽證尤未除者本方中加五苓散名柴苓湯熱甚者去桂倍黄芩渴甚者本方去半夏加五味子天花粉五六日不大便潮熱引飲本方中去

入參甘草加芍藥枳殼厚朴大黃甚者加芒硝或用河間三一承氣湯七八日過經不解熱不退或黃連解毒湯涼膈散選而用之或仍以小柴胡看證調治而愈或愈後因勞役復熱者仍用補中益氣湯多服數貼自安雖因食復病切不可輕用大黃芒硝之類下之蓋病後氣血大虛若復下之必死慎之慎之

又傷寒下後譫語初能認人三五日後妄言不休此神不守舍慎勿復下脉多沉細足冷氣促面青褐色口乾燥宜用補中益氣湯倍人參加竹葉二三十片○內外本弱得汗下後大虛脉細數熱如火炙氣促宜用人參當歸白朮黃芪甘草五味子知母加竹葉數片煎用童便二三貼而安○大病虛脫本是陰虛用艾灸丹田補陽陽生則陰長故也不可用附子止可用參芪多服為佳傷寒已經發汗

吐下誤治後三焦生熱脉洪數譫語不顧体晝夜常息不
休衄血熱不解身自俱黃狂叫欲走三黃石膏湯連進三
四服而愈○如怯弱人因感冒濕發熱不食數月後不省
人事言語乱妄神思昏迷面青齒黒人以為必死之證脉
沉細先用小柴胡湯等藥不愈急用四君子湯加附子數
片煎以碗盛放水盆中少時殺其熱性稍溫服之脉與神
思即回然後可用別藥此謂之陰證傷寒○傷寒怫鬱不
解三陽併入三陰藏府結燥面赤口渴心驚譫語內熱多
而外熱少宜用三一承氣湯或以此藥送下木香檳榔丸
三五十粒下其燥屎而安○如汗下後熱未能除用梔子
豆豉湯或東垣加減涼膈散煎服以徹其邪而愈○凡傷
寒身体疼痛悪風寒遇熱則喜脉浮而數必得大汗而愈
不問日數皆以六神通解散煎服如譫語神思不寧者熱

邪已入裏不能汗解本方加人參黄連即安服前藥如汗不透更加紫蘇葉葛根白芷等藥助之當得大汗去病如掃此張戴人之法藥雖輕微不知自有神妙不可易而忽之○傷寒發斑面赤昏憒譫語脉洪而虚按之無力或絶不見用人參生地黄各五錢炮附子一錢大黄二錢半服之不甚瀉夏月服亦不妨○傷寒發斑生熱用黄瓜根汁（黄瓜即壚頭生小瓜樣貌如龍眼大四月黄瓜生此根也）調伏龍肝服之去紅點甚妙○發斑似傷寒乃痰熱之病發於外微汗以散之過表散消息用之

○東陽杜世良乃兄三月間得傷寒證惡寒發熱小便淋澁大便不行初病時莖中出小精血片如棗核大由是每發晝謂房事所致遂作虚證治而用補中益氣等藥七八日後熱愈甚大渴引飲胃中滿悶語言錯亂召予診視六脉俱

數甚右三部長而沉滑左手略平亦沉實而長予曰此大實大滿證屬陽明經宜大承氣湯與之皆驚愕曰先生誤矣予不聽作大劑連進二服大瀉後熱退氣和而愈十數日後因食鴨肉太多致復熱來問予教用鴨肉燒灰存性生韭汁調下六七錢下黑糞一碗許而安

○東陽戚十八四月間得傷寒證惡寒發大熱而渴舌上白胎三日前身脊百節俱痛至第四日惟脇痛而嘔自利六日來召予治診其脈左右手皆弦長而沉實且數甚予曰此本三陽合病今太陽已罷而少陽與陽明仍在與小柴胡合黃連解毒服三服脇痛嘔逆皆除惟熱猶甚九日後漸加氣築痰響聲如拽鋸出大汗退後而身復熱愈甚法當死看其面上有紅色潔淨而無賊邪之氣言語清亮間有譫語而不甚含糊予故不辭去而復與治用凉膈散倍大

黄服二服視其所下仍如前自利清水其痰氣亦不息與
大承氣湯合黄連解毒湯二服其所下亦如前予曰此蓋
熱結不開而燥屎不來耳後以二方相間日三四服每藥
又各服至五貼始得結糞如肥皂子大者十數枚痰氣漸
平熱漸減至十五日熱退氣和而愈知醫者聞曰傷寒
論謂下後不可再下連日用此峻劑而獲安者何也曰燥
屎未下而脉尚實胡為不可再下是故為醫者不可膠柱
而調瑟也

醫學正傳卷之一終

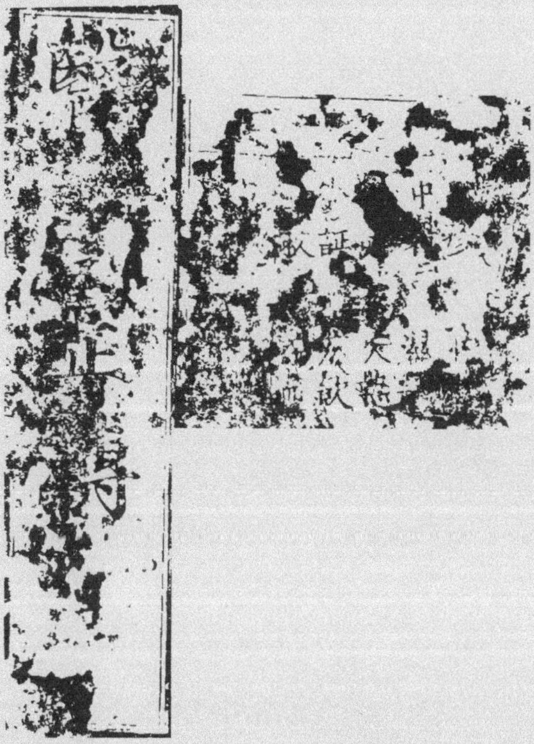

新刊京板校正大字醫學正傳卷之二目錄

大青四物湯　祖傳加味敗毒散　丹溪方法一條

○內傷門五 論　脉法　調中益氣湯

補中益氣湯　硃砂安神丸　升陽補氣湯

升陽順氣湯　當歸補血湯　雙和散

木香化滯湯　升陽益胃湯　白术和胃丸

門冬清肺飲　寬中進食丸　枳實導滯丸

枳术丸　草荳蔻　三稜消積丸

白术丸　木香見現丸　加味二陳湯

備急大黃丸　丹溪保和丸　已試醫驗九三條

祖傳遡源散　參苓白术散　丹溪方法九條

○中暑門六 論　脉法

清暑益氣湯　白虎湯　益元散

香薷飲　黃連香薷飲　十味香薷飲

新刊京板校正大字醫學正傳卷之二

花谿恒德老人虞　摶天民編集
姪孫虞守愚惟明二正
金陵三山街書肆松亭吳江繡梓

溫疫　附大頭天行病蝦蟆瘟

論

內經曰蒼天之氣清淨則志意治順之則陽氣固雖有賊邪弗能害也又曰冬不藏精者春必病瘟是以多感於房勞辛苦之人安樂者未之有也俗名瘟病醫書曰疫癘曰黃病嶺南閩廣等處曰瘴氣蓋指山嵐霧露煙瘴濕熱惡氣而名之也一皆觸冒四時不正之氣而為病焉傷寒論曰春應溫而反清夏應熱而反寒秋應涼而反熱冬應寒而反溫雖安常曰疫氣之發大則流行天下次則一方次則一鄉次則偏着

一家老由氣運變發有勝有伏遷正退位之所致也視斯疾者其可不推運氣而治之乎陶氏曰夫疫氣之中人輕重不一仲景無治法後人用敗毒散治甚得理然亦有愈不愈者蓋疫氣有淺深資禀有壯怯而受癘氣之深者雖智者尚不能治況庸劣之士乎若資禀壯實所感又淺則庶幾可愈切不可作傷寒正治而大汗大下也但當從乎中治而用少陽陽明二經藥少陽小柴胡湯陽明升麻葛根湯也看所中陰陽經絡脉証而以二方加減和治之殊為切當學者宜詳察之毋忽

脉法

脉陽濡弱陰弦緊更遇溫氣變為溫疫

溫病二三日體熱腹滿頭痛食飲如故脉直而疾八日死

溫病四五日頭痛腹滿而吐脉來細而強十二日死

溫病八九日頭身不疼目不赤色不變而反利脉來二三按

之不鼓手時大心下堅十七日死

溫病汗不出出不至足者死厥逆汗自出脉堅強急者生虛軟者死

溼病下利腹中痛甚者死

方法

丹溪曰衆人病一般者此天行時疫也治有三法宜補宜散宜降用大黄黄芩黄連人參桔梗蒼朮防風滑石香附人中黄神麴糊為丸每服五七十丸氣虛以四君子湯下血虛以四物湯下痰多以二陳湯下熱甚者加童便謂人中黄者人糞也今人多有以糞缸中清汁頓飲一二碗病隨愈然但惡投其臭穢不能下咽耳故丹溪所取今中黄法參見以竹截筒刮去青兩頭留節一頭打通一竅以大甘草納入筒內以竹釘塞其竅投糞缸中二三箇月取出晒乾用

○陶尚文治瘟疫法

若病只在少陽經者小柴胡加防風羌活微發之而愈若

病兼陽明經者柴葛二方合服之（小柴胡對升麻葛根湯也）

若見太陽証便大便泄者以本方（小柴胡也）去黄芩對五苓散

尤當看脉寒熱若無寒去桂留芩

若小便不利是膀胱本病本方加去桂五苓散

若入太陰經無熱證見者用理中湯此證必須腹痛而瀉

小

明日三止痛止仍用小柴胡和之

若入少陰經及厥陰經用陰証傷寒傳經法治之

若初看未端的且先以敗毒散治之看歸在何經再隨經

施治無不效者

若發黄小柴胡合去桂五苓散未退茯苓滲濕湯

瘧疫作渴本方加石膏知母濕温渴蒼木白虎湯

瘟疫發狂不識人大柴胡湯加當歸如大便泄者三黄石

膏湯柴苓湯

瘟疫胃脘澁悶者本方中加枳殼橘紅黃連若大便不通大柴胡湯微利之

○三黃石膏湯

石膏三錢　黃芩　黃連　黃栢各一錢半

豉半合　麻黃一錢　梔子五枚

右細切作一服水二盞煎至一盞三分連進三五劑愈

○敗毒散　治瘟疫四時通用

羌活　獨活　前胡　柴胡

川芎　枳殼　桔梗　白茯苓

人參各等分　甘草錢半

右爲細末每服三錢加生薑三片水一盞半煎至一盞溫服或沸湯點服亦可此藥治傷寒瘟疫風溼風眩四肢痛憎寒壯熱項強睛疼不問老人小兒皆可服或嶺南煙瘴

之地或瘟疫時行或人多風痰或處卑濕之地脚氣痿弱

此藥不可缺也日三五服以知為度○丁方加薄荷少許

每服五錢加姜水煎服

○九味羌活湯方見傷寒門　治瘟疫初感一二日間服之取汗

而愈其効如神

○黑奴丸治温毒發斑煩躁大渴及時行熱病六七日未得汗

脉洪大而數面赤目眩身痛大熱狂言欲走渴甚又云五

六日已上不解熱在胸中却禁不能言為壞傷寒醫所不

治棄為死人精魂已竭心下尚温斡開其口灌藥下咽則

活

黄芩　釜底煤　芒硝　麻黄

梁上塵　小麥奴　灶突墨各一两　大黄一两三銭

右為細末煉蜜為丸如弾子大新汲水化服飲水不足當

發寒寒已汗出乃癒若時頃不汗再服一丸須見微利若不
大渴不可與此藥
○大無神术散　治四時瘟疫頭痛項強憎寒壯熱身痛
專主山嵐瘴氣之妙劑也
陳皮二錢　蒼术　厚朴各一錢　甘草
石菖蒲各一錢半　藿香
右細切作一服加生姜三片大棗一枚水一盞半煎至一
盞去柤溫服一方無菖蒲有香附一錢名神术散氣散
△附太頭天行病
○丹溪曰太頭病乃濕熱在高巔之上用羌活及酒炒黄芩酒
蒸大黄隨病加減切不可服降藥
○東垣曰陽明邪熱太甚資實少陽相火而為之也濕熱為腫
太盛為痛此邪見于頭多在兩耳前後先出皆主其病也

治法大不宜藥速，速則過其病所，謂上熱未除，中寒復生，必傷人命。宜用緩藥緩服，徐徐少與。當視其腫勢在何部分，隨經處治之。陽明為邪，首大腫；少陽為邪，出於耳前後。

東垣

○二黃湯　治大頭天行疫病。

黃芩酒製炒　黃連酒製炒　生甘草各等分

右細切，每服三錢，水一盞，煎七分，溫服，徐徐呷之。如未退，用鼠粘子不拘多少，水煎，入芒硝等分，亦時時少與，毋令飲食在後。如未已，只服前藥，取大便，邪氣已則止。○前方宜各少加引經藥：陽明渇加石膏，少陽渇加瓜蔞根，陽明行經升麻、芍藥、葛根、甘草，太陽行經甘草、荊芥、防風，並與上藥相合用之。或云頭痛酒芩，口渇乾葛，身痛羌活、桂枝、防風、芍藥，俱宜加之。

東垣

○普濟消毒飲子

泰和二年四月民多疫癘初覺憎寒壯熱体重次傳頭面腫盛目不能開上喘咽喉不利舌乾口燥俗云大頭傷寒諸藥雜治終莫能愈漸至危篤東垣曰身半已上天之氣也邪熱客於心肺之間上攻頭面而為腫耳須用下項藥共為細末半用湯調時時服之半用蜜丸噙化服盡良愈活者甚衆時人皆曰天方謂天仙所製也遂刻諸石以傳永久

黄芩半兩酒製炒　黄連半兩酒製炒　人參三錢　陳皮二錢去白
甘草二錢　連翹一錢　玄參二錢　白殭蚕七分炒
升麻七分　柴胡五分　桔梗三分　板藍根一錢
馬勃一錢　鼠粘子一錢

右為末服如上法或加防風川芎薄荷當歸身細切五錢水二盞煎至一盞半時時稍熱服之如大便硬加酒蒸大

黄一錢或二錢以利之腫甚者以鈹鍼刺之

△蝦蟇温

○丹溪曰蝦蟇瘟屬風熱防風通聖散加減用之或用小柴胡加防風羌活荆芥薄荷桔梗煎服外以側栢葉搗汁調火煆蚯蚓糞付之或用丁香尖附子尖南星醋調付之或五葉藤車前草皆可搗付之有効

○甘桔湯治冬瘟咽喉腫痛

甘草　桔梗各等分

右細切水煎時時頻呷之

○萎蕤散治冬瘟頭面腫

萎蕤二錢半　石膏一錢半　麻黄　白微

羌活　杏仁　甘草　青木香

川芎各半錢　乾菊花一錢半

右細切作一服水二盞煎至一盞去柤日三服

○祖傳經驗秘方人中黃散治四時疫癘大頭天行等病

糞缸岸（置風露中年遠者佳 水飛細研一兩重）

甘草三錢　辰砂　雄黃各一錢半

右為細末每服二錢薄荷桔梗湯送下日三五服前藥甘草桔梗茯苓藁本白朮各半錢水煎服○疫癘夏感寒伏於小陰咽痛次必下利名曰腎傷寒宜用半夏桔梗甘草各一錢加薑五片煎服○大頭天行病從頤頷腫熱者又名顱顖瘟東垣有方用羌活酒炒黃芩酒蒸大黃加減水煎服十五六日服小柴胡湯不愈者仍用陳皮紫蘇發散而愈又法酒炒黃芩黃連為君炙甘草為佐水煎細細呷之再加黍粘子酒蒸大黃煎入芒硝亦細細頻與服之微利為度腫減後去後二味只服前藥如渴屬陽明加石

膏屬少陽加瓜蔞根若陽明行經加升麻芍藥葛根甘草太陽行經加羌活荊芥防風如頭痛加黃芩渴加葛根身痛加羌活防風荊芥桂枝芍藥隨宜用之入上藥相合煎服或時疫腫毒瘡瘍或藏府積熱發于頭項咽嗌填塞水漿不下或面赤脉浮洪熱甚漏蘆湯治之升麻黃芩大黃各一兩藍葉（即大青葉）玄參各二兩煎服

○丹溪活套云衆人病一般者乃天行時疫蓋冬月閉藏之時反行春令溫勝於寒而發泄真陰土勝水虧矣所勝者妄行土有餘也所生者受病所勝者侮之火土相合溫熱相聚故春來木長之時無水滋生化源故人病瘟治有三法（見前）春感清氣無汗惡寒為疫癘通用升麻葛根湯○春感清氣發熱而渴不惡寒宜解肌湯葛根黃芩芍藥各一錢麻黃一錢半甘草桂枝各七分半大棗一枚水煎服○春

温發熱咳嗽身疼口燥渴脉浮洪數甚宜小柴胡湯加桂枝治之咳嗽加五味子渴去半夏加瓜蔞根人參脉實渴宜大柴胡湯下之渇加知母石膏○九温病脉尺寸俱浮素傷於風因而傷熱風熱相搏其證四肢不收身熱自汗頭痛喘息發渇昏睡或體重不仁慎勿發汗汗之則譫語煩躁目眩無睛光病在少陰厥陰二經宜萎蕤湯人參敗毒散葛根龍膽湯小柴胡湯甚者括蔞葛根湯脉浮身腫汗出漢防已湯誤汗者防已黄芪湯○四時傷寒疫癘或傷風有汗或風温身腫體痛悪風口乾日晡潮熱脉實並用人參敗毒散○夏應熱而反寒夏及秋初而為暴寒折於盛暑熱結四肢則壮熱頭痛或寒傷於胃下利膿血或水瀉脉實者宜下之安調中湯大黄三錢葛根黄芩等藥各二錢

東陽李文會內子陳氏年二十九三月間得瘟疫証病三日經水適來發熱愈甚至七八日病劇胷中氣築作痛莫能臥衆醫技窮辭去黑夜來迎予診治病者以綿花袋盛托背而坐于床令婢磨胷不息手六脉俱微数極而無倫次又若蝦遊狀予問曰恐下早成結胷耳主人曰未曾下予再思之三日而經水適來致中氣虛與下同用黄龍湯四物湯小陷胷湯共合一劑加姜棗煎服主人曰此藥何名予曰三合湯也一服而諸病悉減遂能臥再服熱退而病全安愈後又因食粥太多而病復熱又作內傷處治而用補中益氣湯出入加減調理而愈

論

內經曰少陰所致為瘍疹實少陰所至者言君火有餘熱令大行戊子戊午之歲也在人則心主之心火太過則制己所勝而爍爍肺金蓋肺主皮毛故紅點如蚤之狀見於皮膚之間以火爍而赤之之色也名曰癮疹或傷寒溫熱病而發斑斑如錦文者名曰發斑皆熱毒之所致也其證有陽毒有陰毒是皆冬應寒而反溫人受不正之氣故至春夏而發為斑爛陽脉浮數而陰脉實大者名為溫毒或為內外結熱極深若焦黑鼻若烟煤狂言見鬼面赤而斑爛者名為陽毒如溫病下之太早熱氣乘虛入胃或下之太遲熱氣鬱積胃中或發汗者誤用熱藥過多胃氣熱甚及內傷熱病發於熛灼肺之間皆能成發斑也是故發赤斑者半生半死發黑斑者九死一生治法用化斑湯白虎湯升麻葛根湯玄參升麻湯黑奴丸之類是皆正治之法也學者宜詳察而用之

脉法

脉陽浮而数陰實而大火盛而表故陽脉浮數下焦實熱故陰脉實大

脉多沉伏或細而散或絶無滑伯仁曰脉者血之波瀾故發斑者血散於肌膚故脉伏

方法丹溪方法凡七條

丹溪曰發斑屬風熱挾痰而作自裏而發于外通聖散中消息用當微汗以散之下之非理也

○戴氏曰有色點而無顆粒者曰斑「云發斑似傷寒痰熱之病發于外也

○有屬虚者因胃熱助手少陰火入手太陰肺也故紅點如斑生於皮毛間耳白虎瀉心調胃承氣從長選用之

○内傷發斑者胃氣極虚一身之火遊行於外所致宜補以降之

○疹屬熱與痰在肺清肺火降痰或解散出汗亦有可下者

冬日以升麻葛根辛溫—於劑未通也
升葛皆寒凉也

錢氏白斑疹有顆粒者是也隨出即沒而又出一顆者 又主發斑疹汗之則愈通聖散中消息用之是也

○丹溪斑疹皆是惡毒熱血蘊蓄於命門遇君相二火合起即發也如遇熱時以通聖辛涼之劑解之寒月以升麻葛根辛溫之劑解之凡丹疹先從四肢起而後入腹者死

○一乳孩因胎毒兩腋生癤後腹脹發赤疹如霞片取剪刀草汁調原蚕沙付之而愈

○[illegible]疹屬血風血熱用通聖散有痰血相搏用蟬退殭蚕荊芥南星治之

○消風散

荊芥穗　甘草炙　陳皮去白　厚朴

白殭蚕炒　蟬蛻去土炒　人參　茯苓

防風　川芎　藿香　羌活各等分

右為細末每服二錢煎荊芥湯或茶清調下

疹

元戎〇元戎葛根橘皮湯 肌膚斑駁，冬溫始發，欬而心悶，但嘔清汁

葛根　橘紅　杏仁　知母

黄芩　麻黄　甘草各等分

右細切，每服伍錢，水一盞半，煎至一盞，溫服。

活人〇陽毒升麻湯 治傷寒一二日間，身發斑爛，或吐下後變成

陽毒，腰背痛，面赤，狂言，下利，脉浮大，咽痛。方見傷寒門。

活人〇玄參升麻湯 治發斑，咽痛，煩躁，譫語。方見傷寒門。

活人〇陽毒梔子湯 治傷寒壯熱，百節煩痛，身發斑爛。

升麻　梔子仁　黄芩　芍藥各一錢

石膏二錢　知母一錢半　杏仁七分半　柴胡一錢

甘草五分

右細切，作一服，入薑三片，香豉一百粒，煎服。

和劑〇犀角消毒飲 治發斑癮疹等證。

牛旁子四分 荊芥穗 防風去蘆各二錢 甘草一錢

犀角一錢半另鎊為細末不入湯煎

右細切作一服水二盞煎至一盞調犀角末服

消毒

○消毒防風湯治發斑及癮疹痒痛

防風一錢半 地骨皮 黃芪 芍藥

荊芥穗 枳殼 牛旁子炒各七分半

右細切作一服水二盞煎至一盞去柤溫服

仲景

○升麻葛根湯治傷寒陽明實熱發斑方見傷寒門

○陰毒升麻鱉甲湯治陰毒發斑

升麻二錢 當歸 甘草各一錢二分 蜀椒二十粒

鱉甲炙一錢 雄黃四分另研

右細切水二盞煎至一盞去柤調雄黃末服

○加味羌活散治感四時不正之氣發為癮疹

羌活　前胡各一錢　人參　桔梗
甘草炙　枳殼麸炒　川芎　天麻
茯苓各半錢　蟬蛻　薄荷各三分
右細切作一服加生姜三片水二盞煎至一盞溫服
○調中湯治内傷外感而發陰斑
蒼朮一錢半　陳皮一錢　砂仁　藿香
芍藥炒　甘草炙　桔梗去芦　半夏湯泡七次
白芷　羌活　枳殼各七分　川芎五分
麻黄去節　桂枝各三分
右細切作一服加生姜三片水二大盞煎七分溫服
仲景　○化斑湯治傷寒汗吐下後發斑脉伏即傷寒門白虎加人
參湯也守其類萃又加白朮水煎特七服之
活人　○黒膏治溫毒發斑冬月大溫人受不正之氣至春發為溫毒嘔文脉浮數或伏陰候用此以消

殺毒之氣

生地黃半斤　香豉一升

右二味細切以猪膏一斤合煎之取濃汁如膏用雄黄射香如豆大内中攪和勻每服用弾子大白湯化下

活人○大青四物湯治瘟疫發斑

大青四錢　阿膠炒成珠子　甘草炙各一錢　香豉一合

右細切作一服水煎服之

○祖傳經驗加味敗毒散治瘟疫及癮疹等證

羌活　獨活　前胡　柴胡

川歸　川芎　枳殼　桔梗

茯苓　人參各五分　甘草　薄荷各二分半

加白朮　防風　荊芥　蒼朮

芍藥　生地黃各五分

右細切作一服加生姜三片大棗二枚水煎服此因虛而
感冒風寒以致發斑者服之良驗

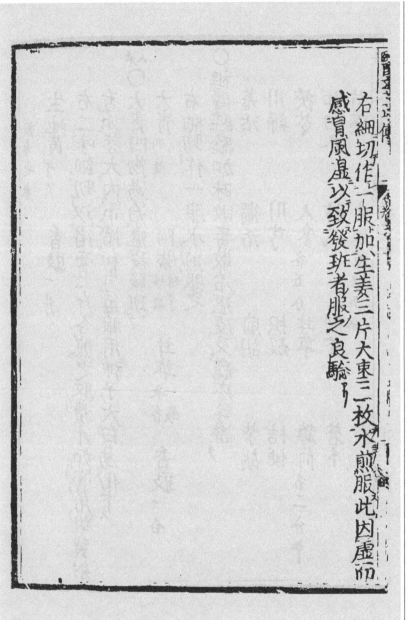

論

內傷　五

內經曰陽者天氣也主外陰者地氣也主內故陽道實陰道虛犯賊風虛邪者陽受之食飲不節起居不時者陰受之是故陽受之則入六府陰受之則入五藏此內外陰陽府藏虛實之不同也舉世醫者但見惡寒發熱頭自沉重之證更不察內外虛實便作傷寒糢糊處治輒用仲景汗下解利之法治之多死良可嘆哉我東垣先生憫生靈之夭枉著內外傷辨惑論脾胃論等書一皆以扶植胃氣為本誠萬世不刊之妙典也其諄諄告誡之意要以飲食失節勞役過傷為言而立補中益氣等湯為主治爾能確守其法而行之無有不驗惜乎今之醫者多承因習之弊惰然不識機變聊恍其言而不視問有讀者不明脉候虛實不偏於此則偏於彼或過內

傷挾痰與食清氣怫鬱于下濁氣填塞胷中之候驟以補中益氣等藥試之則氣滿痞塞遂謂補藥不宜於此証也决意攻用汗下解利之法醫死而不之悔故王安道有内傷不足中有餘之議此發東垣之所未發者耳學者宜潜心究察其虛實似是之非庶不夭人之天年也東垣辨内外虛實之法學者宜熟玩於胷中臨証之際庶無魯魚亥豕之訛焉抑考辯惑論曰夫外傷風寒有餘之証其發熱惡寒寒熱併作其熱也怫然發熱發於皮毛之上如羽毛之拂明其熱在皮也其口鼻氣塞不通心中煩悶不安其惡風寒也稍似裸体便不能禁餓重衣厚褥逼近烈火終不能禦其寒一時一日增加愈甚必待邪傳入裏乃已語聲重濁前輕後重高厲有力腹中和口知穀味大小便如常筋骨疼痛不能動揺手背熱手心不熱是皆外感有餘之候也其內傷飲食勞役不足

之証其發熱悪寒寒熱間作及熱也蒸蒸燥熱發於肌肉之
間捫之烙手明其熱在内也其口鼻中氣短少氣不足以息
其悪風寒也居露地中遇大漫風起却乃不悪惟門窓隙中
些少賊風則大悪之亦必俟其陰陽既和汗出則已語言困
倦前重後輕氣不相續腹中不和口不知穀味大小便或閉
或瀉或心下痞悶或胷中如刃劙之痛手心熱手背不熱是
皆内傷不足之候也以此辨之豈不如黑白之易見乎愚故
畧述東垣之言以為後學之矜式耳臨証又當審致其脉候
求其有餘中之不足或不足中之有餘或外感挾内傷或内
傷挾外感視其輕重而權宜用藥以施治之庶幾登東垣之
堂而為當世之司命矣

脉法

東垣曰右寸氣口脉大於人迎一倍過在少陰則二倍太陰

則三倍（右手三部爲三陰以論在關主脾太陰在寸主肺肌胃大熱故脾肺二臟之脉皆緊盛也）

右寸氣口脉急大而數時一代而澁（澁者肺之本脉代者元氣不相接續此飲食失節勞役過甚太過之脉也）○右關脾脉大而數（謂獨大於五脉也）數中顯緩時一大也（此不甚勞役之脉也）○右關胃脉損弱甚則隱而不見但内顯脾脉之大數微緩時一代（此飲食不節寒温失所之脉也）○右關脉沉而滑（此宿食不消之脉也）

方法

丹溪曰東垣内外傷辨甚詳世之病此者爲多但有挾痰者有挾外邪者有熱鬱于内而發者皆當以補元氣爲主看所挾而兼用藥氣虚甚者必少加附子以行參芪之氣挾痰者補中益氣加半夏更以竹瀝姜汁傳送

戴氏曰凡内外兼證或内傷重而外感輕者爲内傷挾外感證治法宜先補益而後散邪或以補中益氣爲主治加散

邪藥當以六經脉證參究各加本經藥治之或外感重而
內傷輕者為外感挾內傷證治法宜先散邪而後補益試
以辛凉等解散藥為君而以參术茯苓芎歸等藥為臣使
是其治也

巳上皆東垣方

○補中益氣湯

黄芪一錢　甘草炙五分或七分　人參病甚者一錢　白术
當歸各七分　陳皮五分　升麻　柴胡各三分

右細切作一服水二盞煎至一盞去柤温服　脾胃一虛
肺氣先絶故用黄芪以益皮毛而閉腠理不令自汗也上
喘氣短損其元氣用人參以補之心火乘脾用炙甘草之
甘温以瀉火熱而補胃中元氣若脾胃急痛腹中急縮者
宜多用之此三味除濕熱煩熱之聖藥也白术苦甘温除
胃中熱利腰臍間血升麻柴胡苦平味之薄者升胃中之

清氣又引黃芪甘草甘溫之氣味上升能補衛氣之散解而實其表又緩滯脉之縮急用當歸以和血脉橘紅以理胷中之氣又能助陽氣上升以散滯氣助諸甘辛為用或少加黃栢以救腎水而瀉陰中之伏火也表熱者一二服氣和微汗而愈○如咽乾者加乾葛○如心刺痛乃血澁不足加當歸○如精神短少者加人參五味子○如頭痛加蔓荆子痛甚加川芎頂痛腦痛加藁本細辛○有痰加半夏生姜○如咳嗽夏加五味子麥門冬秋冬加連節麻黃春加佛耳草款冬花久咳肺中伏火去人參○如食不下乃胷中有寒或氣澁滯加青皮木香陳皮寒月更加益智草豆蔻夏月更加芩連秋更加檳榔砂仁○如心下痞悶加芍藥黃連○如腹脹加枳實木香砂仁厚朴天寒加生姜肉桂○如腹痛加白芍藥甘草有寒加桂心夏加黃

芩乾葛芍藥冬加益智草荳蔻半夏○如脇痛或縮急加
柴胡甘草○如臍下痛加熟地黄不已乃是寒也加肉桂
○如大便閉澁加當歸大黄○如脚軟乏力或痛加黄柏
不已更加防已○如氣浮心乱以硃砂安神丸鎮固之則
右此方加減法是飲食勞倦喜怒不節而病熱中則可
用之若末傳寒中則不可用也蓋甘酸適足以益其
病耳如黄芪人参甘草芍藥五味子之類是也見脾胃論

○硃砂安神丸

黄連一錢五分　硃砂一錢　酒生地黄　酒當歸身
炙甘草已上各五分

右為極細末湯浸蒸餅為丸如黍米大每服十五丸津唾
嚥下食後服一方無地黄歸身用生甘草

○調中益氣湯

其脉弦洪緩而沉按之中之下得時一澁其証四肢倦怠肢節煩疼難以屈伸身体沉重煩心不安忽肥忽瘦口失滋味腹難舒伸大小便清利而数或上飲下便或大便澁滯不行一二日一見夏月飧泄米穀不化或便後見血或見白膿胃滿短氣膈噎不通或痰嗽稠粘口中沃沫食入反出耳鳴耳聾目中溜火視物昏花努肉紅絲熱壅頭目不得安眠嗜卧無力不思飲食此藥主之

黄芪一錢　人參　甘草　蒼术各五分

柴胡此味為上氣不足胃氣與脾氣下溜乃補從陰養陽也　升麻各二分　木香一分或二分

橘紅如腹中氣不得運轉更加一分

右細切作一服水二盞煎至一盞去柤空心温服寧心絶思樂以神効蓋病在四肢血脉空心在旦是也○如時顯熱躁乃下元陰火蒸上發也加生地黄二分黄栢三分○苦

大便虛坐不得或了而不了腹中逼迫血虛血澁也加當歸身三分○如身體沉重雖小便數多亦加茯苓三分蒼朮一錢澤瀉五分黃柏三分○如胃氣不和加半夏五分生薑三片有嗽加生地黃二分以制半夏之毒○如痰厥頭痛非半夏不能除此足太陰脾經所作也○如蒸蒸熱加黃柏生地黃各二分如無已上證只服前藥○如春夏腹痛加白芍藥三分○如惡熱而渴或腹痛者更加白芍藥五分生黃芩二分○如惡寒腹中痛加桂心三分去黃芩名桂枝芍藥湯○如冬月腹痛不可用芍藥蓋其性之大寒也只加乾姜二分或加半夏五七分以生姜制之○如秋冬之月胃脉四道為衝脉所逆併脇下少陽脉二道而反上行病名厥逆內經曰逆氣上行滿脉去形明七神昏絕離去其形而死矣其正氣上衝咽不得息而喘息有

簡不得卧加呉茱萸五分或一錢湯泡去苦用觀厥氣多
少而用○如夏月有此証為大熱也蓋此病隨四時為寒
熱温涼也宜以酒黄栢酒黄連酒知母各等分為細末熱
湯為丸如梧桐子大每服一二百丸白湯空心送下仍多飲
熱湯服畢少時便以羙膳厭之使不用胃中停留直至下
元以瀉衝脉之邪也大抵治飲食勞倦所得之病乃虚勞
七損証也當用温平甘多辛少之藥治之是其本法也

○升陽順氣湯治因飲食不節勞役所傷腹脇滿悶短氣遇春
則口淡無味遇夏雖熱猶有悪寒飢則常如飽不喜食冷
物上

黄芪一錢　半夏六分　甘草炙二分　草荳蔻四分
神麹炒三分　升麻　柴胡各二分　當歸身
陳皮各三分　黄栢一分半　人参三分

右細切作一服水二盞生姜三片煎至一盞去柤食前溫服夫脾胃不足之証須用升麻柴胡苦平味之薄者陰中之陽引脾胃中清氣行於陽道及諸經生發陰陽之氣以滋春氣之和也又引黃芪人參甘草甘溫之氣味上行充實腠理使陽氣得衛外而為固也凡治脾胃之藥多以升陽補氣名之者此也

○升陽補氣湯治飲食不時飢飽勞役胃氣不足脾氣下溜氣短無力不能寒熱早飯後轉增昏悶頻要眠睡怠惰四肢不收懶倦動作五心煩熱

厚朴姜製三分　升麻　羌活　白芍藥

獨活　防風　甘草炙　澤瀉各五分

柴胡一錢二分　生地黃七分半

右細切作一服生姜三片大棗二枚水二盞煎至一盞去

粗食前大温服　如腹脹及腹中窄狹加厚朴一倍　如腹中似硬加砂仁三分

○當歸補血湯　治肌熱燥熱因渴引飲目赤面紅晝夜不息其脉洪大而虚重按全無内經曰脉虚血虚又云血虚發熱証像白虎惟脉不長實為辨耳誤服白虎湯必死此病得之於飢困勞役

黄芪一两　當歸酒洗二錢

右細切作一服水二盞煎至一盞食前温服

○木香化滯湯　治因憂食濕麵結於中脘腹皮底痛心下痞滿不思飲食食之不散常常痞氣詿胃脘當心而痛並背之治

半夏湯泡洗一錢半　草豆蔻濕麪裹煨炘碎　甘草炙各七分半　柴胡去芦六分

木香　橘紅各四分半　枳實麩炒黄色　當歸各三分

酒紅花一分

右細切作一服水二盞生姜五片煎至一盞去粗熱服

○升陽益胃湯　肺及脚胃虚則怠惰嗜臥四肢不收時值秋燥令行濕熱少退体重節痛口燥舌乾飲食無味大便不調小便頻数不欲食食不消兼見肺病洒淅悪寒惨々不樂面色悪而不和乃陽氣不伸故也當升陽益氣此藥主之

黄芪一錢　半夏　人参去芦　甘草炙各五分

獨活三分　防風三分四肢秋不收以辛温瀉之　白朮二分

白芍藥向秋旺用人参白朮芍藥之類反補肺蓋脾胃虚則肺最受邪故因時而補易為力也

羌活各三分　橘紅二分半　茯苓小便利不渇者勿用二分

柴胡二分去芦　澤瀉二分不淋秘者不可用　黄連一分

右細切作一服生姜五片大棗二枚水二盞煎至一盞去粗早飯後温服

服藥後如小便罷而病加増劇是不宜利小便當去茯苓

瀉痢（　）如方亨者一二日不可飽食恐胃再傷以藥力尚少脾胃之氣不得轉運升發也須滋味之食或美食助其藥力益升浮之氣而滋其胃氣慎不可淡食以損藥力而助邪氣之降沉也可以少役形體使胃與藥得轉運升發慎毋大勞役使氣復傷若脾胃得安靜尤佳若胃氣稍強少食加菓以助藥力經云五菓為助是也

○雙和散　補血益氣治虛勞少力不熱不寒溫而有補

白芍藥一錢　黃芪　熟地黃　川芎

川歸各六分　甘草炙　肉桂各四分

右細切作一服生姜三片大棗二枚水一盞半煎至一盞溫服大病後血虛氣乏者以此調治

○門冬清肺飲　治脾胃虛弱氣促氣喘精神短少衄血吐血等証

紫菀茸一錢　黄芪　白芍藥　甘草炙各七分

人參　麥門冬　當歸身各五分　五味子九粒

右細切作一服水一盞半煎至一盞去租食後温服

○寛知進食丸滋形氣喜飲食

麥蘗麪炒黄一兩　半夏　豬苓去黒皮各七錢　草豆蔻温麪煨

神麯各五錢炒　枳實麩炒黄色　橘紅各三錢　白朮五錢

白茯苓　澤瀉各三錢　砂仁二錢　乾生姜

甘草炙　人參　青皮各二錢　木香一錢

右為細末湯浸蒸餅為丸如梧桐子大每服三十丸温米

飲送下食後服

○白朮和胃丸治病久厭食不能食而臓腑或閉或溏此胃氣

虚弱也常服則和中理氣去濕消痰和脾胃進飲食

白朮一兩五錢　半夏湯泡　厚朴薑製各一兩　陳皮去白八錢

人參五錢　甘草炙二錢　枳實麩炒黃色　檳榔各二錢半

木香一錢半　乾生姜．

右為細末湯浸蒸餅為丸如梧桐子大每服五十丸溫米飲送下

○枳朮丸　治痞滿消食強胃

白朮二兩　枳實麩炒黃色一兩

右為細末用沸湯泡青荷葉乾者亦可頃間去葉用湯炊晚粳米杵粉以原湯煮糊為丸如梧桐子大每服五十丸多至七八十丸白湯送下○本方加橘紅一兩名橘皮枳朮丸治元氣虛弱飲食不消心下痞悶○本方加炒神麯一兩炒麥蘖麵一兩名曲蘖枳朮丸治飲食大過致心腹滿悶不快○本方加木香一兩名木香枳朮丸能破滯氣消飲食開胃進食○本方加半夏一兩名半夏枳朮丸治因冷

食內傷○本方加酒炒黃連酒蒸大黃炒神麯淨橘紅各二兩黃芩四兩名三黃枳术丸治傷肉食濕麪辛辣味厚之物填塞悶乱不快

○草荳蔻丸治傷飲食卒心痛甚効或秋冬傷寒冷之物胃脘當心而痛上支两脇痛膈噎不通食飲不下

草豆蔻麪裹煨　枳實麩炒黃色　白术各一两　麥蘗麪炒黃色

半夏湯泡洗　黃芩去朽　神麯炒黃色各五錢　乾生姜

橘紅　青皮各二錢　炒鹽五分

右為細末湯浸蒸餅為丸如菉荳大每服五十丸白湯送下如冬月不可用黃芩歲火不及又傷冷物加以温剤是其治也然亦有熱物傷者從權以寒藥治之隨時之宜不可不知也

○枳實導滞丸治傷濕熱之物不得施化而作痞滿悶乱不安

大黄一两　枳實去穰麩炒　神麯炒各半两　茯苓去皮

黄芩去朽　黄連　白术各二錢　澤瀉二錢

甘草一錢　或加木香檳榔各二錢名木香導滯丸

右為細末湯浸蒸餅為丸如梧桐子大每服七八十丸溫

水送下食遠量强弱加減丸数以利為度

○白术丸治傷豆粉濕麪油膩之物

白术一两　枳實炒　半夏泡洗　神麯炒各一两

橘紅七錢　黄芩五錢　白礬枯三分

右為細末湯浸蒸餅為丸如菉豆大每服六七十丸白湯

送下量所傷加減丸数因素食多用椒姜故用黄芩以瀉之

○木香見睍丸治傷生冷硬物心腹滿悶疼痛

神麯炒　京三稜煨各一两　石三稜去皮煨　草豆蔻麪裹煨

香附子各五錢　升麻　柴胡各三錢　木香一錢

巴豆霜五分

右為細末湯浸蒸餅為丸如梧桐子大每服二十丸白湯送下量所傷多少服之

○三稜消積丸治傷生冷硬物不能消化心腹滿悶

京三稜煨　廣朮炒　神麯炒各七錢　淨青皮一

巴豆和皮米炒焦黑去米及皮　茴香炒　陳皮去白各五錢　丁香

益智去殼各三錢

右為細末醋調麪糊為丸如梧桐子大每服十丸加至二十丸生薑湯送下食前量虛實加減如更衣止後服

○備急大黃丸治心腹諸卒暴痛

大黃　巴豆去皮膜及油　乾薑各等分

右為細末煉蜜和搗為丸如小豆大每服一二丸以利為度

○丹溪保和丸治一切飲食所傷胸腹飽悶不安或腹中有食

積癖塊多服日漸消散脾胃虚者勿服

山査肉五兩 神麴炒三兩 半夏三兩湯泡洗 茯苓

陳皮去白各二兩 蘿蔔子炒 連翹各一兩 麥蘖麪炒一兩

右為細末別用生神麴五兩入生姜汁一小盞水調打糊為丸如梧桐子大每服三五十丸白湯或清米飲送下○一方去麥蘖麪有白朮二兩名大安丸健脾胃消食積退効○一云脾虚者服之虚虚之禍疾如反掌或以四君子等作湯使送下盖山査一物大能尅化食物若胃中無食脾虚不運不思食者服之則尅伐脾胃之氣故云然也

○丹溪加味二陳湯道痰補脾消食行氣

橘紅 茯苓各七分 半夏一錢湯泡洗 甘草炙三分

川芎 蒼朮 白朮各八分 山査肉一錢五分

砂仁五分 神麴炒七分 香附子一錢 麥蘖麪炒五分

右件除神麯麥蘖麪細研炒另包餘細切作一服加生姜三片大棗一枚水二盞煎至一盞調神曲麥蘖入內服

○祖傳經驗遡源散

凡傷食物致惡寒發熱久不愈或傷寒後食諸物致食復潮熱不已必詢問其先食何物所傷或糍粽或肉食則以原食之物燒存性一两重細研爲末別用生韭菜連根葉一握杵汁調服過一二時以東垣枳實導滯丸百餘粒催之其所傷之宿食即下熱退而愈

○參苓白术散治脾胃虛弱飲食不進或嘔吐瀉利其大病後補助脾胃此藥極效

人參　白术　白茯苓　乾山藥

白扁荳去殼姜汁浸炒一两半　甘草　桔梗去芦

薏苡仁　蓮肉去心一两已上各

家傳治禁口痢用石蓮肉又加石菖蒲一兩或有氣加木
香半兩

右為細末每服二錢棗湯調下禁口痢用粳米湯休息痢
用砂糖湯調下又别方有縮砂一兩

社門付氏婦予族姪女也年三十歲因勞倦傷食致腹痛䐜
脹面黄十數日後求予治診得右手氣口脉洪盛而滑右
関脉浮診虛大而滑重按則沉實左寸関亦弦滑而無力
兩尺皆虛而伏予曰此中氣不足脾氣弱而不磨當補瀉
兼施而治初與補中益氣湯二服次日與枳實導滞丸八
十丸大便去二次次日又與補中益氣湯如此補一日瀉
一日二十日服補藥十數貼導滞丸千數丸腹脹漸退安

東陽盧廉夫善推明丹溪之醫學者也自病亦誤治年四十
五時正月間因往永康路途跋涉勞倦發熱身体畧痛而

頭不痛自以為外感而用九味羌活湯三貼汗出熱不退前後又服小柴胡湯五六貼熱愈甚經八日召予診視至臥榻前見煎成湯飲一盞在案間之乃大承氣湯將欲飲診其脉右三部浮洪略弦而無力左三部略小而亦浮軟不足予曰汝幾自殺矣此內傷虛證服此藥大下必死伊曰我平生元氣頗實素無虛損證明是外感無疑也予曰將欲作陽明內實治而下之歟脉既不沉實而又無目疼鼻乾潮熱譫語等證將欲作太陽表實治而汗之歟脉雖浮洪而且虛又無頭痛脊強等證今經八日不應仍在其表汝欲作何經而處治之乎伊則唯唯不語以補中益氣湯加附子三分作大劑與之是夜連進二服天明往診脉略平和伊言尚未服仍謂前藥無効欲易外感退熱之藥予曰再飲前藥二服不効當罪我又如前二服脉證俱減

余伊始曰我誤矣去附子再煎一服與之得熱退氣和而愈予則告回其熱雖退体猶困倦仍如前自合千餘貼服後方得强健復元而安

上湖呂氏子年三十餘九月間因勞倦發熱醫作外感治用小柴胡黃連解毒白虎等湯反加痰氣上壅狂言不識人目赤上視身熱如火衆醫技窮八日後召予診視六脈數疾七八至又三部豁大無力左略弦而芤予曰此病先因中氣不足又內傷寒涼之物致內虛發熱因與苦寒藥太多爲陰盛隔陽之証幸元氣稍支未死耳以補中益氣加制附子二錢乾姜一錢又加太棗生姜煎服衆醫曰此促其死也黃昏時服一劑痰氣遂平而熟寐伊父報曰自病不寐今安卧鼾声如平時至半夜方醒始識人而諸病皆減又如前再與一劑至天明時得微汗氣和而愈

論

内經曰因於暑汗煩則喘喝靜則多言潔古曰靜而得之爲中暑動而得之爲中熱中暑者陰證中熱者陽證東垣曰暑熱之時無病之人或避暑於深堂大厦得之者名曰中暑其病必頭痛惡寒身形拘急肢節疼痛而煩心肌膚大熱無汗爲房室之陰寒所遏使周身之陽氣不得伸越大順散等熱藥主之若行人或農夫於日中勞役得之者名曰中熱其病必苦頭痛發躁熱惡熱捫之肌膚大熱必大渴引飲汗大泄無氣以動乃爲天熱外傷肺氣蒼朮白虎等涼劑主之王安道曰暑熱之氣一也皆夏月中傷其邪而爲病焉豈以一暑熱分爲陰陽二證而名之耶其避暑於深堂大厦及恣食藏冰瓜菓寒涼之物正經所謂口得寒物身犯寒氣之病耳自當同

秋冬即病陰證傷寒處治不可名中暑也此論固是拵亦有未悉之旨也與愚按仲景傷寒論中一證曰中暍即中暑也虛而微弱煩渴引飲体熱自汗此蓋得勞役体虛而暑邪干衛之候是宜東垣清暑益氣湯等補益之劑治之而愈一證曰熱病即中熱也脉洪而緊盛頭疼身熱口燥心煩此蓋得之於冬感寒邪藏積至夏而發乃換暑而成大熱之候是宜黄連白虎解毒等湯清涼之劑調之而愈曰中暑者陰證內傷之為病也曰中熱者陽證外感之為病也曰陰曰陽豈不於斯而明辨之乎學者宜再思之

脉法

經曰脉虛身熱得之傷暑

脉弦細芤遲（許學士云傷暑其脉弦細芤遲何也內經曰寒傷形熱傷氣蓋傷氣而不傷形則氣消而脉虛弱所謂弦細芤遲皆虛脉也仲景以弦為陰朱肱亦以中暑脉虛細弱暑脉虛可知矣）

脉虚而微弱或浮大而散或隱不見微弱隱伏皆虚類也

方法丹溪方法凡二條

丹溪曰夏月陽氣盡出於地人之腹屬地氣陽氣於此時浮於肌表腹中之陰虚矣夏月伏陰在内此陰字有虚之義若作陰冷看誤矣古人治暑有用大順散等劑者以凉亭水閣寒凉水雪之傷不用温劑病何由安非為伏陰而用也火令之時流金爍石何陰冷之有孫真人製生脉散令人夏月服之非虚而何

○暑證用黄連香薷飲清暑益氣湯五苓散等藥有挾痰者加南星半夏之類挾虚者加人參黄芪之類

戴氏曰暑有冒有傷有中三者有輕重之分或腹痛水瀉者胃與大腸受之惡心者胃口有痰飲二者冒暑也可用黄連香薷飲黄連退熱香薷消暑氣或身熱頭疼躁亂不寧者或身如

針刺者此為熱湯在肉分也當以解毒白虎等湯加柴胡氣虛加人参或咳嗽發寒熱盗汗出不止脉微者熱在肺經火乘金也此為中暑當用清肺湯柴胡天水散之類急治則可

○清暑益氣湯治長夏濕熱大勝人感之多四肢困倦精神短少懶於動作胸滿氣促肢節煩疼或氣高而喘身熱而煩心下痞滿小便黄而数大便溏而頻或泄黄如糜或如泔色或渴或不渴不思飲食自汗體重或汗少者血先病而氣未病也其脉中得洪緩若濕熱相搏必加之以遲遲病雖互換少差其脉暑濕令則一也宜以清燥之劑治之

黄芪一錢 汗少　蒼术 各一錢半　升麻一錢　人参
白术　陳皮　神麹 炒　澤瀉 各五分
甘草 炙　黄栢 酒浸炒　川歸　青皮
麥門冬 去心　乾葛 各三分　五味子九枚

右細切作一服水二盞煎至一盞去柤溫服

仲景○白虎湯治暑熱發渴

河間○益元散一名天水散一名六一散治中暑身熱煩渴小便不利此藥能燥濕分利水道實大腑化熱毒行積滯逐瘀血補脾胃除災之要藥也方見利門

局方○香薷飲治一切暑熱腹痛霍亂吐利煩心等證

香薷三錢　厚朴姜製　白扁豆炒各一錢半

右細切作一服水二盞煎七分去柤溫服

局方○黃連香薷飲治證同前以前方去扁豆加黃連七分半也

○十味香薷飲

香薷一錢　人參　陳皮　白朮

白茯苓　白扁豆　黃芪　木瓜

厚朴　甘草炙各半錢

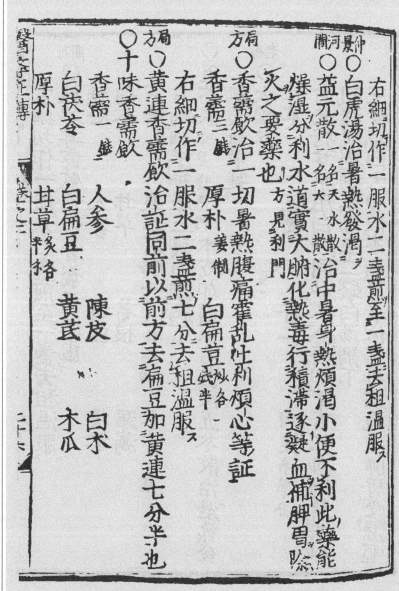

右細切作一服水二盞煎至一盞去粗溫服

河間○桂苓甘露飲治伏暑發渴脉虛

桂心　人參　黃芪　茯苓

白朮　甘草　葛根　澤瀉

石膏　寒水石兩各一　滑石二兩　木香一錢

右為細末每服三錢白湯調下

○五苓散方見傷寒門本方加茵蔯名茵蔯五苓散治濕熱發熱黃証最捷

易老○大順散

甘草　乾姜　杏仁　肉桂各等分

右先將甘草用白砂同炒次入姜却下杏仁炒過篩去砂同桂研為細末每服二錢白湯調下

王安道曰大順散本為胃暑伏熱引飲過多脾胃受濕嘔

吐水穀不分藏府不調所立故其草乾姜皆經汶妙又肉桂而非桂枝蓋温中藥也内有杏仁不過取其能下其氣耳若以此藥治靜而得之之証吾恐不能解表又增内煩矣愚按内經必先歲氣無伐天和其暑月當可用此熱藥此方錯錄于此不可輕用

○生脉散

人参　五味子　麥門冬各等分

右細切水煎夏月時時代熟水飲之孫真人曰夏月必服五味子以補五藏氣東垣曰夏月服生脉散加黃芪甘草令人氣力湧出

○祖傳經驗秘方

凡人夏月衝斥道途或於田野中務農作勞或肥白氣虛之人不能抵當暑熱忽然昏悶運仆其氣將絶如在日中即當移病者於陰處徐徐以温湯水灌之如未甦急灸氣

海穴以復其元氣醒後以大劑滋補之藥補之切不可灌以涼水即死

愚按內經有曰陽氣者煩勞則張精絕辟積于夏使人煎厥目盲不可以視耳閉不可以聽潰潰乎若壞都汩汩乎不可止是則中暑運厥之候也

濕證 七

論

內經曰諸濕腫滿皆屬脾土又曰濕勝則濡泄地之濕氣感則害人皮肉筋脈原病式曰諸痙強直積飲痞膈中滿霍亂吐下體重胕腫肉如泥按之不起皆屬於濕夫濕之為病所感不同有從外感而得之者有從內傷而得之者若居處卑濕之地與夫道途衝斥風雨或動作辛苦之人汗沾衣裳皆濕從外感者也或恣飲酒漿醴酪多食柑橘瓜果之類皆濕從內

傷者也大抵宜發汗及利小便使上下分消其濕是其治也經又曰因於濕首如裹濕熱不攘大筋緛短小筋弛長緛短為拘弛長為痿因於氣為腫四維相代陽氣乃竭丹溪釋曰濕者土之濁氣也為諸陽之會其位高其氣清其体虛故聰明係焉濁氣熏蒸清道不通故沉重不利似乎有物蒙之失而不治濕鬱為熱熱留不去熱傷血不能養筋故為拘攣濕傷筋不能束骨故為痿弱王註曰素常氣疾濕熱加之氣濕熱爭故為腫也邪氣漸盛正氣漸微陽氣衰少致邪代正氣不宣通故四維發腫諸陽受氣於四肢也但今人見膝間關節腫痛全以為風治者多誤矣斈者詳之

脉法

脉經曰濕家為病一身盡疼發熱而身色似薰黃也

脉浮而緩濕在表也脉沉而緩濕在裏也或弦而緩或緩

而浮皆風濕相搏也

方法

丹溪曰六氣之中濕熱為病十居八九

濕在上宜微汗而解經曰濕上甚而熱治以苦溫佐以甘

辛以汗為故而止也不欲汗多故不用麻黄乾葛等劑

濕在中下宜利小便此淡滲治濕也一云濕在下宜升提之

濕有自外而入者有自內得者陰雨濕地皆從外治宜汗

散久則疎通滲泄之

蒼朮治濕上下部都可用一云上焦濕用蒼朮其功甚烈

○二陳湯加酒芩羌活蒼朮木通散風行濕最妙

○金匱防己黄芪湯治風濕脉浮身重汗出悪風或周身疼痛

防己三錢　甘草一錢半　白朮一錢　黄芪三錢半

右細切作一服加生姜三片大棗一枚水二大盞煎至一

盡去細溫服〇喘者加麻黃〇胃氣不和加芍藥〇氣上衝加桂枝〇下有寒加細辛〇濕勝身重陽微中風則汗出惡風故用黃芪炙甘草以實表防已白朮以勝濕

仲景

〇甘草附子湯治風濕相搏骨節煩疼掣痛不得屈伸近之則痛劇汗出短氣小便不利惡風不欲去衣或身微腫而痛者

甘草炙二錢　附子一錢半　白朮二錢　桂枝四錢

右細切作一服水煎金匱方無桂枝加生姜大棗名曰朮附子湯

元戎

〇加味五苓散治濕勝身痛小便不利體重發渴者

本方中加羌活一倍是也

東垣

〇除風濕羌活湯治風濕相搏一身盡痛

羌活七分　防風　升麻　柴胡各五分

藁本　蒼术各一錢

右細切作一服水一盞煎至一盞去粗温服

東垣○羌活勝湿湯治肩背痛不可回顧此手太陽氣欝而不行以風藥散之脊痛項強腰似折項似拔此足太陽經不通行此藥主之

羌活　獨活各一錢　藁本　防風

甘草炙　川芎各五分　蔓荊子三分

右細切作一服水一盞煎至一盞去粗太温服食前如身重腰痛沉沉然經中有寒湿也加酒洗漢防己五分輕者附子五分重者川烏五分

東垣○茯苓滲湿湯治湿欝成黄疸寒熱嘔吐而渴身體面目俱黄小便不利不思飲食莫能安卧

黄芩　黄連　梔子　防己

白朮　蒼朮　陳皮　青皮
枳實各四分　赤茯苓　澤瀉各五分　茵蔯六分
猪苓去黑皮一錢
右細切作一服水二盞煎至一盞去柤溫服
局方○茵蔯五苓散治濕熱大勝黄疸發熱五苓散内加茵蔯一
倍即是也
家傳（）經驗白朮酒治中濕遍身疼痛不能轉側及皮肉痛難著
蓆
白朮一兩
右細切作一服無灰老酒一盞半煎至一盞去柤溫服
丹溪活套云濕本為土氣火熱則能生濕土故夏熱則萬物
濕潤秋涼則萬物乾燥夫熱而怫鬱則生濕也因濕生痰
故用二陳湯加酒芩羌活防風去風行濕蓋風藥能勝濕
也大抵治濕宜利小便為上策故曰治濕不利小便非其

治也○如一身盡痛或無汗是濕流關節邪氣在表宜五苓散加羌活蒼朮以微汗之不可太汗恐汗去而虛濕仍在也若自汗多者宜白朮甘草湯○若小便自利清白大便泄瀉身痛自汗此為寒濕宜五苓散加生附蒼朮木瓜○如風濕身痛微腫惡風宜杏仁湯官桂五錢天門冬芍藥麻黃各二錢半杏仁七箇水三盞生姜十片煎分二服○又治濕消腫脹利小便健脾胃葶藶木香散葶藶子茯苓豬苓白朮各一兩木香澤瀉木通甘草桂枝各半兩滑石三兩為末湯調服○然已上諸方乃略示其端倪耳全在活法加減而用之不可執一論也夫治濕者固當以二朮為君以補脾為主治然亦有濕盛氣滿膨脹者又當以利水行氣為先補脾藥又未可遽用或以二朮為君而利水藥為臣使或以木通澤瀉葶藶車前子等利水藥為君而

以茯苓白术人參等補脾藥為臣使有本而標之者亦有標而本之者看緩急而施治則方奏萬全之功可立而待也

燥證 八

論

内經曰諸澁枯涸乾勁皴揭皆屬於燥原病式曰經云風熱火同陽也寒燥濕同陰也又燥濕少異也然燥金肺屬秋陰而異於寒濕故反同其風熱也故火熱勝則金衰而風生緣風能勝濕熱能耗液而反寒陽實陰虛則風熱勝於水濕而為燥也凡人風病多因熱甚而風燥者為其兼化以熱為其主也蓋肝主於筋而風氣自甚又燥熱加之則筋大燥也燥金主於收斂其脉緊澁故為病勁強緊急而口噤也或病燥熱太甚而脾胃乾涸成消渇者或風熱燥甚怫鬱在表而裏

氣平者或善伸數欠筋脉拘急或時惡寒筋惕而搐又或風熱燥併而鬱甚于裏故煩滿而或秘結也及風癇之發作者由熱甚而風燥為其熱化涎溢胷膈燥爍而瘈瘲昏冒僵仆也凡此諸證皆由熱甚而生風燥病各有異者由風熱燥各微甚不等故也所謂中風筋緩者因其風熱勝濕而為燥之甚也然筋緩不收而痿痺故諸膹鬱病痿皆屬於肺金乃燥之化也如秋深燥甚則草木痿落而不收病之象也是以掌得血而能持足得血而能步夫燥之為病者血液衰少不能榮養百骸故着是也學者不可不知

脉法

脉緊而澁　或浮而弦　或芤而虛

方法

丹溪曰皮膚皴揭折裂血出大痛或肌膚燥痒皆火燥肺金

燥之甚也宜以四物湯去川芎加麥門冬人參天花粉黃
栢五味子之類治之
（肥下潛 臞仙方）○瓊脂膏治血虛皮膚枯燥及消渴等證
生地黃二十斤（洗淨細擣取真汁去柤）　鹿角膠一斤
白沙蜜二斤（煎一二沸掠去上沫）　真酥油一斤　生薑二兩（擣取真汁）
右先以文武火熬地黃汁數沸以絹濾取淨汁又煎二十
沸下鹿角膠次下酥油及蜜同煎良久候稠如餳以磁器
收貯每服一二匙空心溫酒調下
○瓊玉膏治證同前及肺熱咳嗽甚者方見咳嗽門
○天門冬膏治血虛肺燥皮膚拆裂及肺痿咳膿血證
天門冬（新掘者不拘多少）
右一味靜洗去皮心細擣絞取汁澄清以布濾去粗滓用
銀鍋或沙鍋熳火熬成膏每用一二匙空心溫酒調服

○地仙煎治諸燥証

山藥（作細）一斤　杏仁一升去皮尖　生牛乳汁二升

右件將杏仁研細入牛乳山藥拌勻絞取汁用新磁瓶密封重湯煮一日每服一二匙空心溫酒或湯調下

東垣○和血益氣湯治口燥舌乾便數舌上赤脉此藥生津液除乾燥生肌肉方見消渴門

東垣○當歸潤燥湯治消渴大便秘澁乾燥結硬兼喜溫飲陰頭退縮舌燥口乾眼澁難開等証方見消渴門

東垣○生津甘露湯一名清涼飲子治消中能食而瘦口舌乾燥自汗大便結燥小便頻數方見消渴門

東垣○生津甘露飲子治消渴諸燥証方見消渴門

東垣○辛潤緩肌湯治諸燥肌消及皮膚燥澁等証方見消渴門

東垣○潤燥湯治大便燥結腸胃枯涸等証

東垣○潤腸丸治大便乾燥閉結不通潤燥和血

東垣○活血潤燥丸治大便風秘血秘常常燥結

東垣○潤腸湯治大腸結燥不通已上五方並見大便秘結門

○通幽湯治大便結燥治在幽門以辛潤之

予仲兄懷德處士年四十五平生體瘦弱血少值庚子年歲金太過至秋深燥金用事冬晴不雨得燥證皮膚折裂手足枯燥搔之屑起血出痛楚十指甲厚反而莫能搔痒予製一方名生血潤膚飲服數十貼其病如脫後治十數人皆驗

家傳○生血潤膚飲

川歸　生地黄　熟地黄　黄芪各一錢

天門冬一錢半　麥門冬一錢去心　五味子九粒　片芩五分去朽酒洗

栝蔞仁五分　桃仁泥五分　酒紅花一分　升麻二分

右細切作一服水二盞煎至一盞溫服如大便結燥加麻仁郁李仁各一錢

火熱九

論

内經曰諸熱瞀瘛暴瘖冒昧燥擾狂越罵詈驚駭胕腫疼痠氣逆衝上禁慄如喪神守嚏嘔瘡瘍喉痺耳鳴耳聾嘔湧溢食不下目昧不明暴注瞤瘛暴病暴死皆屬于火丹溪曰太極動而生陽靜而生陰陽動而變陰靜而合而生水火木金土各一其性惟火有二曰君火人火也曰相火天火也火内陰而外陽主乎動者也故凡動皆屬火以名而言形質相生配於五行故謂之君以位而言生於虛無守位稟命因動而見故謂之相火主生物故恒於動人有此生亦恒於動其所以恒於動者皆相火之爲也云云又曰五者之性爲物所感

不能不動謂之動者即内經五火也相火易起五性厥陽之火相扇則妄動矣火起於妄變化莫測無時不有煎熬眞陰陰虛則病陰絶則死思按心爲君火而又有相火寄於肝腎二藏即内經一水不能勝二火也五性之火爲物所感而動即内經一水不能勝五火也夫五行之理天人所同知乎此則造化陰陽洞明於胷臆之間又能約知其火邪之虛實或補或瀉用藥以平之則愈疾之功如射之中鵠矣業者其可忽諸

脉法

脉浮而洪數爲虛火　脉沉而實大爲實火

洪數見於左寸爲心火見於右寸爲肺火見於左關爲肝火右關爲脾火兩尺爲腎經命門之火　男子兩尺洪大者必遺精陰火盛也

方法（丹溪方法九　二十一條）

丹溪曰陰虛火動者難治

實火可瀉黃連解毒之類○虛火可補參术生甘草之類（謂之實者邪氣實也　謂之虛者正氣虛也）○鬱火可發當看在何經○風寒外束者可發輕者可降重則從其性而升之

凡火盛者不可驟用寒涼必須溫散

火急甚者必緩之生甘草兼瀉兼緩參术亦可

人壯氣實火盛顛狂者可用正治硝黃冰水之類

人虛火盛狂者以生薑湯與之若投以冰水之類正治立死

有補陰則火自降炒黃栢熟地黃之類

凡氣有餘便是火氣從左邊發者肝火也氣從臍下起者陰火也（愚按氣有餘者非眞氣之有餘乃五志厥陽之火動而為邪氣也）

飲酒人發熱者難治不飲酒人因酒發熱者亦難治
輕手按之熱甚重手按之不甚此熱在肌表宜清之地骨
皮麥門冬竹茹之類
重手按之熱甚而燃手輕手按之不覺熱此病在肌肉之
內宜發之東垣升陽散火湯火鬱湯之類
煩燥者氣隨火升也
木通下行瀉小腸火　人中白瀉肝火（尿缸岸也　秋石亦是）
黃芩黃連以猪膽汁拌炒能瀉肝膽之火
黃柏加細辛瀉膀胱之火
青黛能瀉五藏之鬱火　玄參能瀉無根之遊火
去
小便降火極速山梔子能降火從小便中泄㊀其性能屈
曲下行人所不知
人有氣如火從脚下起入腹者此虛極也盖火起於九泉

之下也此病十不救一治法以四物湯加降火藥服之外以附子末津調貼脚心湧泉穴以引火下行（愚按此條言猶有未悉者如果勞怯陰虛之人有此固當作陰虛治若壯實之人有此則是濕鬱成熱之候也愚嘗冒雨徒行受濕得此證以蒼朮黃栢加牛膝防己萆薢作丸服之而愈後累醫數人皆驗若認作陰虛治即成痿證廢矣）

○左金丸（一名回令丸）治肝火

黃連（六兩） 吳茱萸（一兩湯泡浸半時許焙乾用）

右爲細末粥丸煎白朮陳皮湯下

○大補丸 治陰火

黃栢（去粗皮細切用新瓦盛鹽酒炒褐色）

右爲細末粥丸或水丸煎四物湯送下又云氣虛四君子湯送下血虛四物湯送下

○柳青丸 治肝火

黃連（不拘多少）

爲細末粥丸白湯送下

○石膏丸瀉胃火併食積痰火

石膏煅為細末醋丸菉豆大清米飲送下

○四物湯加白馬脛骨降陰火代芩連用

○陰虛發熱四物湯加炒黄栢酒知母乃降火補陰之妙劑甚者加龜板兼氣虛加参芪白术

已上見丹溪方

○手心熱屬熱鬱當用火鬱湯或用梔子香附白芷半夏川芎麯糊為丸服

東垣

○火鬱湯治四肢熱及五心煩熱因熱伏土中或血虛得之或胃虛多食冷物抑遏陽氣於脾土之中

羗活　升麻　葛根　芍藥

人參各七分　柴胡　甘草生各三分　防風

葱白五莖

右細切作一服水一盞半煎至一盞稍熱服

東垣　○升陽散火湯治男子婦人四肢發困熱筋骨間熱肌表熱如
火燎於捫之烙手此病多因血虛而得之或胃虛過食冷物
鬱遏陽氣於脾土之中火鬱則發之
升麻　葛根　獨活　羌活
白芍藥　人參各六分　炙甘草一分　柴胡三分
防風三分半　生甘草二分
右細切作一服加生姜三片水一盞半煎至一盞熱服忌
生冷等物

東垣　○瀉陰火升陽湯治肌熱頭熱面赤食少喘咳痰盛右關脉
緩弱或弦或浮而數
羌活　甘草炙　黄芪　蒼朮各一分
升麻八分　柴胡一錢半　人參　黄芩各七分
黄連酒炒五分　石膏五分秋冬勿用

右細切作一服水二盞煎至一盞溫服

東垣 ○滋腎丸 降腎火

黄栢 二兩酒拌陰乾　知母 二兩去毛酒浸陰乾　肉桂 一錢去粗皮

右上二味氣味俱陰以同腎氣故能補腎而瀉下焦火也桂與火邪同體故以寒因熱用凡諸病在下焦皆不渴也右為細末以熱水丸百沸湯下

河間 ○涼膈散

大黄　朴硝　甘草 各半錢　連翹 二錢

梔子　黄芩　薄荷 各二分半　淡竹葉 五片

右細切作一服水一盞煎至八分去柤入蜜一匙和勻服

河間 ○三補丸 瀉三焦火

黄芩　黄連　黄栢

右為細末新汲水丸服

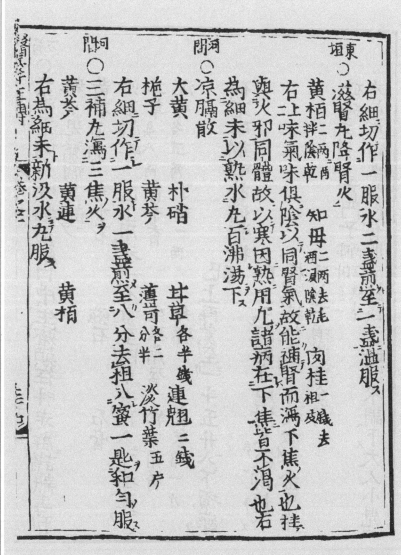

局方○紫雪治内外煩熱不解口中生瘡顛狂叫走解諸熱毒邪熱小兒驚癇等証

黄芩百两　寒水石　磁石　石膏

滑石各二斤研　已上用水一石煮至四斗去粗入下項藥

甘草炙八两　青木香　生犀角屑　羚羊角屑

沉香各五两　丁香一两　升麻　玄参各一斤

已上再煮至一斗五升入下項藥

硝石二斤芒硝亦可　朴硝十斤擇淨者

已上入前藥汁中微火煎柳枝不住手攪候有七斤投放木盆中半日入下項藥攪令匀

硃砂三两　當門子即射香一两二錢半

右煎成霜雪紫色每服一錢或二錢凉水調下大人小兒

臨時以意斟酌加減多寡服之並食後服

妬○妙香丸治時疫傷寒雜五毒潮熱積熱及小兒驚癇等証

巴豆（去皮淨三百五十粒）　牛黄　片腦　膩粉

射香（各七錢五分）　辰砂九兩　金箔九十片

右研極細煉蠟六兩入蜜七錢半同煉令勻每兩作三十丸每服一丸小兒菉豆大二丸白湯下○按華古無鉛消有水銀礀砂治久遠成積（按礀砂不可輕用製煉不精則殺人慎之）

妬○瀉心湯治心經蘊熱

右以黄連一味為細末水調服之

○千金麥門冬湯治諸病後火熱乘肺欬嗽有血胷脇脹滿上氣喘急面腫瘦五心煩熱渴而煩悶

麥門冬　桑白皮　生地黄（各一錢）　半夏

紫菀茸　桔梗　淡竹葉　麻黄（各五分）

五味子　甘草各三分

右細切作一服加生姜二片水一盞半煎至一盞温服

愚按此方曰病後火熱乘肺麻黄其可用乎曰渇而煩悶半夏亦不可用也宜去此二味加貝母天門冬方爲穩當也

河間○梔子仁湯治發熱潮熱發狂煩燥面赤咽痛

梔子仁　赤芍藥　大青　知母各五分

升麻　黄芩　石膏各一錢　杏仁七分半

柴胡二錢　生甘草一錢　豆豉五十粒

右細切水二盞煎八分去粗温服

河間○當歸龍薈丸治腎水陰虚風熱蘊積時發驚悸筋惕搐搦神昏不寧榮衛壅滯頭目昏眩肌肉瞤瘛胸膈咽嗌不利腸胃燥濇躁擾狂越罵詈驚駭火熱等証上

當歸　草龍胆　梔子　黄連
黄栢　黄芩各一兩　大黄　青黛
蘆薈各半兩　木香一錢　射香五分
右為細末煉蜜丸如小豆大每服三十丸姜湯送下
河間○三黄丸治三焦火盛消渇不生肌肉
大黄　黄連　黄芩
右為細末煉蜜丸如小豆大每服五丸漸加至十丸白湯
送下服至一月行及奔馬
丹溪活套云凡去上焦濕熱須酒洗黄芩以瀉肺火如肺有
實熱宜用如虚熱而用黄芩則傷肺氣須先用天門冬保
定肺氣然後用之○如去中焦濕熱與痛須用黄連以瀉
心火若中焦有實熱宜用若脾胃氣虚不得轉運及中焦
有鬱熱者當用茯苓白朮黄芩葛根代之○如胸中煩熱

須用梔子實熱者切當若虛煩須用補藥爲主人參白术
黃芩芍藥茯苓麥門冬大棗之類○如下焦有濕熱腫痛併
膀胱有火邪者須用酒洗防已草龍膽黃栢知母之類固
是捷藥若肥白人氣虛者宜用白术蒼术南星滑石茯苓
之類○如黑瘦之人下焦有濕熱腫痛者必用當歸紅花
桃仁牛膝檳榔等藥○柴胡瀉肝火須用片芩佐之片芩
又能瀉肺火須用桑白皮佐之若鼠尾者能瀉大腸之火
○黃連瀉心火若用猪膽汁拌炒更以草龍膽佐之大能
瀉膽中之火○白芍藥瀉脾火若冬月用必以酒浸炒盖
其性之酸寒也○知母黃栢瀉腎火又瀉膀胱之火○梔
子瀉三焦之火在上中二焦連殼用在下焦須去殼水洗
去黃漿炒焦色研細用之人中白非獨瀉肝火又能瀉三
焦火及膀胱之火從小便中出盖膀胱乃此物之故道也

○祖傳經驗秘方人中白散治陰虛火盛及五心煩熱等証

人中白二兩　黃栢塩酒拌炒褐色　生甘草　青黛各五錢

右為細末每服二錢童子小便調服

○駱氏婦年四十餘夜間發熱早晨退五心煩熱無休止時半年後求予治六脉皆數伏而且牢浮取全不應予與東垣升陽散火湯四貼而熱減大半胸中覺清快勝前再與二貼熱悉退後以四物湯加知母黃栢少佐以炒乾姜服二十餘貼全安

論

內經曰木鬱達之火鬱發之土鬱奪之金鬱泄之水鬱折之張子和曰木鬱達之謂吐之令其條達也火鬱發之謂汗之令其疏散也土鬱奪之謂下之令無壅碍也金鬱泄之謂滲

泄解表利小便也水鬱折之謂抑之制其衝逆也此治五鬱之大要耳我丹溪先生觸類而長之而又著為六鬱之証所謂氣血冲和百病不生一有怫鬱諸病生焉此發前人之所未發者也夫所謂六鬱者氣濕熱痰血食六者是也或七情之抑遏或寒熱之交侵故為九氣怫鬱之候或雨濕之侵淩或酒漿之積聚故為留飲濕鬱之疾又如熱鬱而成痰痰鬱而成癖血鬱而成癥食鬱而成痞滿此必然之理也又氣鬱而濕滯濕滯而成熱熱已鬱而成痰痰滯而血不行血滯而食不消化此六者皆相因而為病者也是以治法皆當以順氣為先消積次之故藥中多因香附撫芎之類至理存焉斈者宜知此意

一用之

脈法

脈多沉伏　氣鬱則必沉而濇濕鬱則脈必沉而緩熱鬱脈

必沉数痰鬱脉必弦滑血鬱脉必芤而結促食鬱脉必滑而緊盛鬱在上則見于寸鬱在中則見于関鬱在下則見于尺左右亦然鬱脉或促或結或代

滑氏診家樞要曰氣血食積痰飲一有留滞於其間脉必因之而止節矣但當求其有神何害之有夫所謂有神者郎經所謂有中氣也

方法

丹溪方法（九八條）

丹溪曰氣血沖和百病不生一有怫鬱諸病生焉其証有六曰氣鬱曰濕鬱曰熱鬱曰痰鬱曰血鬱曰食鬱

氣鬱（戴氏曰胷脇痛脉沉）香附（此味能横行胷臆間必用童便浸炒乾用否則燥）

蒼术

撫芎（即雍羌芎藭黄頭小塊也氣脉上行故能散鬱也）

湿鬱（戴氏曰周身走痛或関節痛遇陰寒則發脉沉）

蒼术　白芷　川芎　茯苓

熱鬱（戴氏曰目瞀小便赤脉沉數）　梔子　青黛　香附

蒼术　撫芎

痰鬱（戴氏曰動則喘寸口脉沉滑）　海石　香附　南星

瓜蔞子

血鬱（戴氏曰四肢無力大便紅脉沉）　桃仁　紅花　青代

川芎　香附

食鬱（戴氏曰噯酸腹飽不能食左寸脉平和右寸脉緊盛）　香附　蒼术　山查　神麯

飽者當飽

針砂　或保和丸

諸鬱藥春加防風夏加苦參秋冬加吳茱萸

凡藥在中焦以蒼术撫芎開提其氣以升之假令食在氣上

氣升則食降餘倣此

○越麯丸 越音戉 細麯也 一名芎朮丸 能解諸鬱

神麯炒　香附童便浸一宿　蒼朮　川芎　越梔炒

右為細末水丸菉豆大每服五七十丸温水下

○韭飲 治食鬱久則胃脘有瘀血作痛大能開提氣血

生韭菜一握搗取自然汁一盞

右先以生桃仁連皮細嚼十数箇後以韭汁送下

○六鬱湯 能解諸鬱

陳皮一錢去白　半夏湯泡七次　蒼朮米泔浸　撫芎各一錢

赤茯苓　梔子炒各七分　香附二錢　甘草炙半錢

砂仁五分研細

右細切作一服加生姜三片水一盞煎至一盞温服○如氣鬱加烏藥木香檳榔紫蘇乾姜倍香附砂仁○如濕鬱加白朮倍蒼朮○如熱鬱加黃連倍梔子○如痰鬱加南

星枳殼小皂炭○如血鬱加桃仁紅花牡丹皮○如食鬱
加山查神麯麥芽炭
肥人濕上治○升發二陳湯治痰鬱火邪在下焦大小便不利此藥
能使大便潤而小便長
陳皮一錢去白　半夏一錢半　茯苓一錢　甘草半錢
撫芎一錢　升麻　防風　柴胡各半錢
右細切作一服加生姜三片水一盞半煎至一盞溫服
東垣○升陽散火湯治熱鬱
東垣○火鬱湯二方並見火門
○一男子年二十九三月間房事後騎馬渡溪遇深淵沉沒
幸得馬健無事遂濕衣行十五里抵家次日憎寒壯熱肢
節煩疼似瘧非瘧之狀一醫作虛証治而用補氣血藥服
月餘不効又易一醫作勞瘵治用四物湯加知柏地骨皮

之類及丹溪大補陰丸倍加紫河車服至九月反加滿悶不食乃觀侍有乳婦人在家止喫人乳汁四五杯不吃米粒召予診視六脉皆洪緩重按若牢右手為甚予作濕鬱處治用平胃散倍蒼朮加半夏茯苓白朮川芎香附木通砂仁防風羌活加姜煎服黄昏服一貼一更時又進一貼至半夜遍身發紅丹如癮疹片時遂沒而大汗索粥與稀粥二碗由是前病皆減能食乃與前方服三貼後以茯苓滲濕湯倍加白朮服二十餘貼平安

痰飲 十一

論

內經曰諸氣膹鬱皆屬肺金盖肺氣鬱則成熱熱盛則生痰丹溪曰自然成積自積成痰痰挾瘀血遂成窠囊此為痞為痛為噎膈翻胃之次第也王隱君曰痰證古今未詳方書雖

有懸飲留飲支飲痰飲諸飲之異而莫知其為病之源或頭風目昏眩運耳鳴或口眼蠕動眉稜耳輪瘙痒或四肢遊風腫硬似痛非痛或為齒頰痒痛牙床浮腫而痛痒不一或噯氣吞酸嘈雜嘔噦或咽嗌不利咯之不出嚥之不下色似煤炲形如破絮桃膠蜆肉之類或心下如停冰雪心頭冷痛時作或夢寐奇怪鬼魅之狀或足腕痠軟腰背卒痛或四肢骨節煩疼並無常所乃至手麻臂痛狀若挫閃或脊中每有一掌如冰凍之寒痛者或渾身習習如蟲行者或眼沿澀痒口糜舌爛甚為喉閉等證又或遶項結核似瘰非瘰或胷腹間如有二氣交紐噎塞煩悶有如煙氣上衝頭面烘熱或為失忘顛狂或為中風癱瘓或為勞瘵荏苒之疾或為風痺及脚氣之候或心下怔忡驚悸如畏人將捕或喘嗽嘔吐或嘔冷涎綠水黑汁甚為肺癰腸毒便膿攣跛其為內外疾病非止百端

皆痰之所致也蓋津液既凝為痰為飲而洶湧上焦故口燥咽乾秘而之下則六小便閉塞面如枯骨毛髮焦乾婦人則經閉不通小兒則驚癇搐搦治法宜先逐去敗痰然後看虛實調理故製沉香滾痰丸為通治三焦痰飲之要藥也愚竊以其論證固詳不問虛實而以一峻藥攻之恐未中乎肯綮也與蓋資禀有厚薄病兆有淺深一或失手何以收救故丹溪有曰治痰用利藥過多致脾氣虛則痰反易生而多矣又曰中焦有食積與痰而生病者胃氣亦賴所養卒不可便攻攻盡則愈虛而病劇矣滾痰丸止可投之於形氣壯實痰積膠固為病者若氣體虛弱之人決不可輕用也慎之慎之

脉法

要畧云脉雙弦者寒飲也或大下後善虛

其脉偏弦者飲也○肺飲不弦但苦喘短氣

又云脉浮而細滑者傷飲○脉弦数有寒飲春夏難治

脉沉而弦者懸飲内痛

其人短氣四肢歷節走痛脉沉者有留飲

陳無擇云飲脉皆弦微沉滑

或云左右手関前脉浮弦大而實者膈上有稠痰也宜吐之

而愈

病人百藥不效関上脉伏而大者痰也眼胞及眼下如炭煙

薫黒者亦痰也

丹溪曰久得澀脉痰飲膠固脉道阻澁也卒難得開必費調

理

方法（丹溪方法九十六條）

丹溪曰有熱痰有濕痰有酒痰有食積痰有風痰有寒痰有

老痰

○熱痰用青黛黃連及用青礞石丸最捷

○濕痰身多軟而重用蒼朮白朮又曰濕痰用黃芩香附半夏貝母熱痰加瓜蔞青黛

○酒痰用瓜蔞青黛蜜丸噙化

○食積痰用神麴麥芽山査或化痰丸消積藥攻之

○風痰用南星白附子

○寒痰用半夏盧氏註曰凝結清冷其狀若寒非寒也然亦有用溫藥者蓋寒因熱用使劫導於捍格也

○老痰用海石香附半夏瓜蔞五倍子一云五倍子佐他藥大治頑痰

○痰結核在咽喉嗽而不能出化痰藥加鹹能軟堅之味瓜蔞仁杏仁海石桔梗連翹少佐以朴硝姜汁蜜丸噙化

○痰在脇下非白芥子不能達痰在四肢非竹瀝不行痰在腸胃間可下而愈痰之為物隨氣升降故無處不到

○脉浮當吐痰在膈上必用吐膠固稠濁必用吐痰在經絡中非吐不可吐中就有發散之義

○凡吐法宜先升提其氣用防風山梔川芎桔梗芽茶生姜類或就以此藥探吐七時須先以布勒腰腹而於不通風處行之

○吐法用蘿蔔子半升擂和以漿水一碗去柤入少油與蜜溫服或用鰕半斤入醬葱姜等物料水煑先吃鰕後飲汁少時以鵞翎探吐其鵞翎須先以桐油浸而以皁角水洗晒乾待用如服瓜蒂藜蘆等藥不用探法自吐

○凡虛弱人中焦有痰胃氣亦賴所養卒不可便攻攻盡則愈虛治痰用利藥過多致脾氣虛則痰反易生而多

○許學士用蒼朮治痰挾瘀血成窠囊行痰極効 即神朮丸也

○油炒半夏大治濕痰又治喘止心痛粥丸生姜湯下

○燥濕痰星下丸

南星 半夏各半兩 海蛤粉三兩

右爲細末，姜汁浸蒸餅爲丸，青黛爲衣，如梧桐子大，每服三五十丸，姜湯送下。

○中和丸 治濕痰氣熱

蒼朮 黃芩 半夏 香附各等分

右爲細末，姜汁調神麯糊爲丸，如梧桐子大，每服五七十丸，白湯送下。

○小胃丹 上可取胸膈之痰，下可利腸胃之痰，飲損胃不食胃氣虛而少食者不可用

甘遂麪裹煨熟去麪 大戟長流水煮一時許洗淨晒乾用 芫花醋拌經宿炒黑勿焦 已上各一兩重

大黃酒拌濕紙裹煨熟焙乾再以酒炒一兩五錢 黃柏炒褐色二兩

右為細末粥丸麻子大每服十丸溫湯送下

○墜痰丸能利痰從穀道中出

風化硝　枳實（麩炒黃色）　黒牽牛（取頭末五錢）　生白礬（三錢）

豬牙皂角（去皮弦酥炙黃三錢）　一本有貝母（二錢）

右為細末蘿蔔汁丸如梧桐子大每服五十丸白湯下雞鳴時服先見惡物次見痰（古方無硝枳而用水丸分兩亦不同）

○青礞石丸能化痰降痰　一云治食積去濕痰

風化硝（三錢盆淨者冬月以絹袋盛懸風前化之）　茯苓　南星（慢火煨裂）

青礞石（搥碎如荳子大以焰硝同入鍋煅黃）　半夏（湯泡七次去皮臍）　黃芩（各五錢）

右為細末神麯糊入姜汁為丸如梧桐子大每服三五十丸姜湯送下此藥重在風化硝○一方加蒼朮五錢滑石一兩○一方無南星有白朮○一方有枳實倍青礞石

○枳實瀉痰能衝墻倒壁黃芩治痰假其下火也天花粉大能

降上膈熱痰海粉熱痰能降濕痰燥頑痰能消

○人中黄飯丸如菉豆大毎服十数丸白湯送下能降陰火清痰又治食積

○痰因火盛逆上治火為先白朮黄芩石膏之類

○九冬病陰火上升津液生痰不生血宜補血制相火其痰自除血藥必用姜汁傳送

○痰成塊吐咯不出氣鬱滯者難治

○脾虚者清中氣二陳湯加白朮之類兼用提藥

○實脾土燥脾濕是治其本

丹溪方 肥上皆 ○二陳湯一身之痰都管治痰之要藥也欲下行加引下藥上行加引上藥 引上柴胡升麻防風之類 引下黄栢木通防已之類 又曰二陳加升提之藥能使大便潤而小便長

陳皮 去白一錢　半夏 湯泡七次二錢　茯苓 一錢　甘草 錢

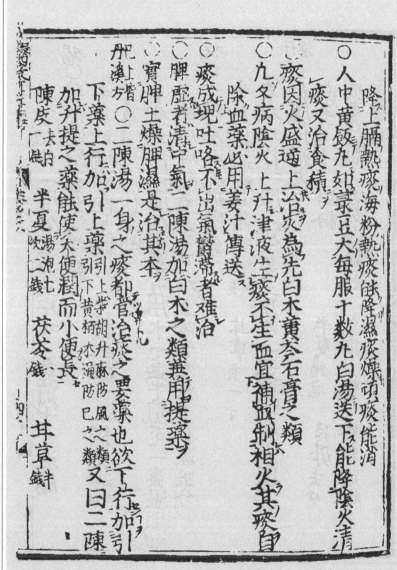

右細切作一服加生姜三片水一盞煎七分溫服

局方○導痰湯治風濕痰等證

半夏（湯泡七次二錢）　南星（煨裂）　橘紅（去白）　枳殼（去穰麩炒黃色）

甘草（炙）　茯苓（各一錢）

右細切作一服加生姜五片水一盞半煎至一盞溫服如久欬嗽肺燥熱者去半夏加五味子九枚杏仁泥五分

局方○千緡湯治風痰壅盛

半夏（湯泡七個四破）　皂角（一寸去皮炒黃）　甘草（炙一寸）

右細切作一服入生姜三片水一盞煎七分溫服

丹溪○利膈化痰丸

南星（煨裂）　蛤粉　半夏（湯泡）　貝母（去心）

瓜蔞仁（去殼）　香附（去皮毛童便浸）　皂角（去皮）　杏仁（去皮尖炒）

青黛（各等分）

右以前六味研為細末，却以皂角杵碎，煎濃汁，擂杏仁如泥，再以姜汁和蒸餅為丸如菉豆大，青黛為衣，每服五十丸，姜湯送下。

玉隱君方○滚痰丸　治濕熱食積成窠囊老痰。

大黄酒蒸拌　黄芩去朽，各半斤　沉香五錢　礞石硝煅黄金色，一兩

右為細末，滴水為丸如梧桐子大，每服三五十丸，量人強弱加減丸數。

丹溪○神术丸　治痰飲。

蒼术五分　生芝麻五錢，用水二小盞研細取漿　大棗十五枚，煮去皮研細

右以蒼术焙乾為末，然後以芝麻漿及棗肉和勻，丸如梧桐子大，每服五七十丸，溫湯下。

東垣○黄芩利膈丸　除胸中熱，利膈上痰。

生黄芩　炒黄芩各一兩　半夏　澤瀉

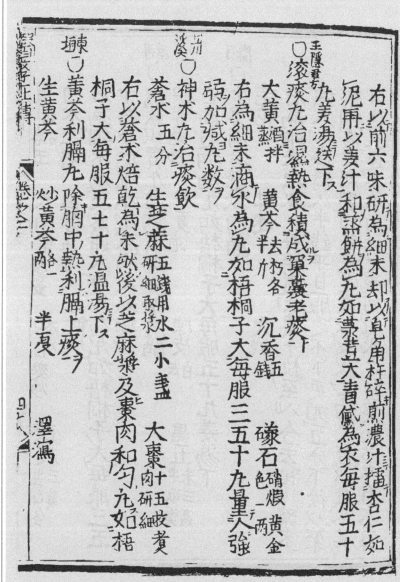

黄連各五分　天南星煨裂　枳殻麩炒　陳皮去白各三錢
白朮二錢　白礬五分
右為細末湯浸蒸餅入姜汁為丸如梧桐子大每服三五
十丸食遠温水下忌酒及濕麺
丹溪〇蠲飲枳實丸逐飲消痰導滯清膈
枳實麩炒　半夏泡　陳皮去白　黒丑半斤取頭末三兩
右為麩糊為丸如梧桐子大每服五十丸姜湯下
河間〇十棗湯治懸飲內痛
芫花　甘遂　大戟
右為細末以水一升半煮大棗十枚至八合去粗調藥末
強人一錢弱人半錢平旦服之不下更加五分下後以糜
粥調養之河間曰芫花之辛以散飲二物之苦以泄水其
甘遂直達水氣所結之處乃泄水之聖藥也然亦有大毒

人虛者不可輕用

○三花神佑丸　治一切濕熱沉積痰飲變生諸病或風熱燥鬱支體麻痺走注疼痛風痰涎嗽氣血壅滯不得宣通等証人壯氣實者可服

甘遂　大戟　芫花醋拌濕炒各半兩　黒丑頭末二兩取

大黃一兩　輕粉一錢

右爲細末滴水爲丸如小豆大初服五丸每服加五丸溫水下日三服加至快利利後須服至病根盡除爲度痞悶極甚者若便多服則頓攻不開轉加痛悶則當初服二丸每服加二丸至快利即止

河間

○控涎丹　治人患胸背腳頸項及手足腰胯隱痛不忍筋骨牽引釣痛時時走易乃是痰涎在胸膈間隨氣升降於經絡中作痛而然或手足冷痺氣脉不通誤認爲癱瘓者

甘遂去心　大戟去皮　白芥子主上氣發汗胸膈有冷痰

右件各等分為細末糊丸如梧桐子大每服五十丸淡姜湯下食後臨卧服量病人虛實加減丸數一方名妙應丸治驚痰加硃砂為衣痛甚者加全蝎酒痰加雄黄全蝎驚氣痰成塊者加穿山甲鱉甲玄胡索蓬莪朮積癖加木鱉子霜桂心熱痰加盆硝寒痰加丁香胡椒肉桂

○半夏丸治肺熱痰嗽

瓜蔞仁研　半夏湯泡七次去皮臍焙乾各一兩

右為細末和勻姜汁打糊為丸服

○取竹瀝法　大治熱痰及能養血清熱有痰厥不省人事幾死者得竹瀝灌之遂甦誠起死回生藥也

用水竹早筆竹俗名雷竹蘇東坡曰淡竹若竹為大耳除苦竹之外皆淡竹也故用淡竹瀝生存日晁用此二竹蓋取其為諸竹中之最淡者以其笋味之淡也

截長二尺許每段劈作四片以薄磚二塊排定將竹片架於磚上兩頭露一二寸下以烈火逼之兩頭以盌盛瀝十分中加姜汁一分服之痰熱甚者止可加半分耳

○取荊瀝法 雖治熱痰功勝竹瀝但不補耳 ○用黃荊截作短片炙取瀝同上法

○丹溪活套云二陳湯一身之痰無所不治但在上加引上藥在下加引下藥如偏頭痛在右本方加川芎白芷防風荊芥薄荷升麻之類在左本方合四物湯亦加防風荊芥薄荷細辛蔓荊子柴胡酒片芩之類頂痛者本方加川芎藁本升麻柴胡蔓荊子細辛薄荷等藥如痰在腰胯膝下腫痛本方加蒼朮防已木通黃栢萆薢川牛膝之類○如痰在胸腹中作痛或痞滿本方加白朮神麯麥芽砂仁之類○如痰在脇下作痛或漉漉有聲本方加柴胡青皮川芎芍藥之類○如痰在經絡中或胸背手足臂膊作痛者在

上加防風羌活威靈仙在下加防己牛膝木通之類冬月加烏附行經○如風痰壅盛喘急咳嗽不寧本方加防風羌活南星枳殼皂角之類○如熱痰為病腹脹喘滿本方加黄芩黄連梔子瓜蔞子滑石石膏竹瀝之類○如濕痰身重倦怠本方加蒼术白术南星之類○如酒痰本方加葛根枳殼砂仁神麯麥芽之類○寒痰本方加乾姜附子益智草豆蔻之類○氣痰本方加木香檳榔砂仁枳殼烏藥香附之類○燥痰本方加瓜蔞仁杏仁貝母五味子之類○陰虛咯血痰嗽本方加天門冬麥門冬知母黄栢貝母款冬花紫菀馬兜鈴之類○如痰在中焦作噯氣吞酸胃脘當心而痛或嘔清水惡心等証本方多加白术蒼术神麯麥芽川芎砂仁草豆蔻枳實豬苓澤瀉黄連呉茱萸梔子仁木香檳榔之類作丸服之

如前証黒花而愈故

○予姪婦何氏在室時四月間因多食青梅得痰飲病日間脇膈中大痛如刀錐至晩胸中痛止而膝骬大痛蓋痰飲隨氣升降故也一醫作胃寒治用乾姜良姜官桂烏附丁沉輩及煮胡椒粥間與病日劇加之口渴小水淋澁求予治診其六脈洪數而滑予作清痰處治令其急烹竹瀝服三日口不渴小水亦不淋澁但胸中與膝互痛如舊用蘿蔔子研汁與半碗吐痰半升許至夜痛尤甚如前證丹溪所謂引動其猖狂之勢耳次日用人參蘆一兩逆流水煎服不吐又次日與苦參煎湯服又不吐又與附子尖桔梗蘆皆不吐一日清晨用藜蘆末一錢入射香少許酸漿水調與始得大吐至次日天明吐方定前後得頑痰及稠飲一小桶許其痛如脫後以軟粥將理而安

論

內經曰五藏六腑皆令人欬非獨肺也皮毛者肺之合也皮毛先受邪氣邪氣以從其合也五藏之欬嗽久乃移於六腑河間曰欬謂無痰而有聲肺氣傷而不清也嗽謂無聲而有痰脾濕動而生痰也咳嗽謂有痰而有聲蓋因傷于肺氣動于脾濕欬而為嗽也脾濕者秋傷于濕積于脾也故內經又曰秋傷于濕冬必欬嗽大抵素秋之氣宜清肅反動之氣必上衝而為欬甚則動于脾濕發而為痰焉又曰寒暑燥濕風火六氣皆令人欬惟濕病痰飲入胃畱之而不行止入于肺則為咳嗽假令濕在心經謂之熱痰濕在肝經謂之風痰濕在肺經謂之氣痰濕在腎經謂之寒痰為患不同宜隨証而治之是故欬而無痰者以辛甘潤其肺夫欲治欬嗽者當以治

痰爲先治痰者必以順氣爲主是以南星半夏勝其痰而咳嗽自愈枳殼橘紅利其氣而痰飲自降痰盛而能食者小承氣湯微下之痰盛而不能食者厚朴湯疏導之夏月嗽而發熱者謂之熱嗽小柴胡加石膏知母冬月嗽而發寒熱謂之寒嗽小青龍湯加杏仁此治法之大要也學者不可不知

脉法

関上脉微爲欬

脉弦濇而欬爲少血

脉浮而緊者爲虛寒

脉数爲熱

偏弦爲飲

欬脉浮直者生

沉小伏匿者死

肺脉微急爲欬而唾血

脉緊者爲肺寒　双弦者寒

脉浮而緩者傷風　脉細者濕

脉沉數爲實熱　脉弦爲水

脉沉爲留飲　洪滑多痰

脉浮濡者生　脉緊者死

欬而羸瘦脉堅大者死

欬而脫形發熱脈小堅急者死

肌瘦脫形熱不去欬嘔腹脹且泄脈弦急者皆死証也

方法 凡六條 丹溪方法

丹溪曰欬嗽有風寒有火有勞有痰有肺脹

○風寒者舉發散行痰二陳湯加麻黃杏仁桔梗之類 戴氏曰風寒者鼻塞声重悪寒是也

○風寒鬱熱于肺夜嗽者三拗湯加知母脈大而浮者熱加黃芩生姜

○寒嗽古方有以生姜切作薄片焙乾為末糯米糊為丸如芥子大空心清米飲下三十丸

○聲啞為寒 寒包熱也此言感寒而嗽者 宜細辛半夏生姜辛以散之

○風入肺久嗽者用鵝管石雄黃鬱金款冬花為末以生姜一片置舌上以藥末抄少許於姜上灸之取烟入喉中愈

一方有南星佛耳草無欝金（此即烟筒法小異）

○治嗽煙筒用鵝管石雄黃款花佛耳草為末以鷄子清刷帋上捲藥末作筒燒煙以口銜吸煙入喉姜湯送下

○喘嗽遇冬則發此寒包熱也解表熱自除

枳殼　桔梗各一錢　麻黃　防風

甘草　陳皮　紫蘇　木通

黃芩各等分

如嚴寒去黃芩加杏仁半錢

○感冷則嗽膈上有痰二陳湯加炒枳殼黃芩桔梗蒼术麻黃木通生姜

○火者主降火清金化痰黃芩海石瓜蔞青黛桔梗半夏香附訶子青皮之類（戴氏曰有声痰多面赤是也）蜜丸噙化

○乾咳嗽者係火鬱之甚難治乃痰鬱火邪在肺中用苦梗

以開之下用補陰降火不已則成勞須行倒倉法此証不得走者有之

○有痰因火逆上者必先治火然亦看痰火孰急若痰急先治痰而後降火也

○勞者主補陰清金四物湯加竹瀝姜汁戴氏曰盜汗出兼痰多作寒熱是也

○陰虛火動而嗽四物合二陳順而下之加炒黃柏知母尤佳

○陰虛喘嗽或吐紅者四物湯加知母黃柏五味子人參麥門冬桑白皮地骨皮

○好色之人元氣虛弱咳嗽不愈瓊玉膏最捷

○肺虛甚者人參膏以生姜陳皮佐之有痰加痰藥此好色腎虛者有之

○久嗽勞嗽用貝母知母各一兩以巴豆同炒黃色去巴豆再用白礬白芨各一兩為末以生姜一片蘸藥臨時噙化藥

晝罷姜蒸之麥門冬陳皮阿膠珠各等分蜜丸嚥化又方
有人参五味子
○咳嗽聲嘶者乃血虚受熱用青黛蛤粉蜜調服之
○醫說因丁方治痰嗽用蚌粉新瓦上炒通紅拌入青黛少許
以淡齏水滴入麻油數點調服
○痰者主醫痰戴氏曰嗽動便有痰聲痰出嗽止是也
○痰嗽用半夏瓜蔞子各五两貝母桔梗各二两知母一两枳
殼一两半為細末生姜汁浸蒸餅為丸服
○一方黄芩一两半酒洗白芥子去殼滑石各五錢貝母南星
各一两風化硝二錢半姜汁浸蒸餅為丸青黛為衣
○痰多喘嗽白术半夏蒼术香附杏仁各一两黄芩五錢為末
姜汁調麵糊為丸服
○痰嗽因酒傷肺瓜蔞杏仁俱炒研黄連為末以竹瀝入紫蘇葉

煎再入韭汁調丸服〇丁方用青黛瓜蔞蜜丸噙化以救肺

〇冬嗽有積痰留肺脘中如膠氣不能升降或挾濕與酒而作

茜根（俗名過山龍童便浸）僵蠶炒海粉瓜蔞仁蜂房杏仁神麯為末

姜汁竹瀝調噙化

〇痰嗽氣急蒼术三两香附一两半蘿蔔子蒸杏仁瓜蔞仁半

夏各一两黄芩茯苓各五錢川芎三錢丸服

〇嗽而有痰宜灸天突穴肺俞穴以泄火熱瀉肺氣

〇食積痰嗽發熱半夏南星為君瓜蔞蘿蔔子為臣青黛海石

石醶為使姜汁浸蒸餅丸服

〇食積痰嗽三補加二母炒為末丸如椒核大以竹瀝藕汁吞

之（三補芩連柏也二母知貝母也）

〇肺脹者主收斂（戴氏曰動則喘滿氣急息重者是也）

〇肺因火傷極遂成鬱遏脹滿用訶子為君佐以海粉香附青

黛杏仁之類

○肺脹抑遏不得眠者難治

○凡嗽春是春升之氣夏是火炎於上秋是濕熱傷肺冬是風寒外來（來乎作隶）用藥發散之後必以半夏等藥逐去其痰庶不再作

○早晨嗽多者此胃中有食積至此時火氣流入肺中以知母地骨皮降肺火上半日嗽多者胃中有火知母石膏降之午後嗽多者屬陰虛四物湯加知母黄栢先降其火黄昏嗽多者火氣浮於肺不宜用涼劑以五味五倍斂而降之

○嗽而脇痛宜以青皮疏肝氣後以二陳湯加南星香附青黛姜汁○一云實者白芥子之類

○嗽而心煩不安六一散加辰砂服

肥瀉上焦○嗽而失聲潤肺散

訶子肉　五倍子　五味子　黄芩

甘草各等分　右為細末蜜丸噙化

河間　○嗽而無聲有痰

半夏　白朮　五味子　防風

枳殼　甘草

河間　○嗽而有聲無痰

生姜　杏仁　五味子　升麻

防風　桔梗　甘草

○嗽而有聲有痰

白朮　半夏　五味子　防風

久不愈加粟殼阿膠珠

○寒熱交作而痰嗽者小柴胡加知母之類一方加白芍藥五味子桑白皮

○陰氣在下陽氣在上咳嗽嘔吐喘促瀉白散加青皮五味子

入參茯苓粳米

○熱嗽胸滿小陷胸湯方見傷寒門

○治嗽胡藥五味子湯

五味子五錢　甘草二錢半　五倍子　風化硝一錢

右為末蜜丸噙化或用訶子百藥煎荊芥穗蜜丸噙化

○治嗽最要分肺虛肺實若肺虛久嗽宜五味子款冬花紫菀

馬兜鈴之類補之若肺實有火邪宜黃芩天花粉桑白皮

杏仁之類以瀉之

○東垣曰治嗽必用五味子為君然有外邪者驟用之恐閉住

其邪氣必先發散之而後用之可也

○治嗽用訶子味酸苦有收斂降火之功五味子收肺氣乃火

熱必用之劑杏仁散肺氣風熱然肺實有熱因於寒者為

宜桑白皮瀉肺氣然性不純良用之多者當戒

或用馬兜鈴以其去肺熱補肺也多用生姜以其辛能發散也或用蔞子以其能補肺潤肺除氣胷中有痰者以肺受火逼失降下之令今得其緩潤下之助則痰自降宜其爲治嗽之要藥也

丹溪○瓊玉膏 治虛勞乾咳嗽

人參十二兩　白茯苓去皮淨者二十五兩　白砂蜜五斤煎沸去沫

生地黃去芦淨者十斤洗淨銀石器內杵爛取自然汁大忌鉄器　沉香五錢

琥珀五錢

臞仙曰今予所製此方加沉香琥珀二味其功効異於世傳之方

右以人參茯苓沉香琥珀俱爲細末先將地黃汁與白沙蜜攪勻用密絹濾去細粗入藥末攪勻入好磁瓶或銀瓶內用綿紙十數層外加箬包封扎瓶口入砂鍋內或銅鍋內以長流水浸沒瓶頸用桑柴文武火煮三晝夜取出換蠟帋紮

重包扎瓶口浸沒井中半日以出火毒提起仍入前鍋內煮半日以出氷氣然後收藏每日清晨及午前後取一二匙用溫酒一盞調服不飲酒人白湯亦可此法須用不聞鷄犬聲處煅煉之及不許孝子婦人見之

周方○九仙散治一切咳嗽久嗽乃斂其情歸之藥也

人參　款冬花　桑白皮　桔梗

阿膠炒成珠子　五味子各一錢　烏梅一个　貝母半

罌粟殼去筋蒂蜜炙二錢

右細切作一服加生姜三片水二盞煎至一盞溫服

局方○三拗湯治風寒咳嗽喘急

麻黃不去根節　甘草生用　杏仁不去皮尖細研各一錢半

右細切作一服加生姜五片棗一枚水一盞半煎至一盞溫服痰滑乃止

局方○温肺湯　治肺感寒邪咳嗽吐痰

半夏泡　陳皮去白　五味子　乾姜炮

桂心各五分　杏仁去皮炒研各八分　北細辛　阿膠炒成珠

甘草炙各二分半

右細切加生姜三片大棗一枚水一盞半煎至一盞去粗温服愚按此方乃冬月寒冷之時觸冒寒邪而未鬱熱者宜之如久嗽有鬱熱者切不可用

局方○杏蘇飲　治上氣喘嗽面目浮腫

紫蘇葉七分　五味子　大腹皮酒洗浄　烏梅肉

杏仁泥各五分　陳皮去白　桔梗　麻黄去根節

桑白皮蜜炙　阿膠珠各二分半　紫苑茸三分半　甘草炙二分

右細切加生姜五片水一盞半煎至一盞温服

丹溪活套云二陳湯治咳嗽去痰伐病根之藥也除陰虚血虚火盛乾咳嗽者勿用○如血虚有痰者本方合四物湯加

五味子麥門冬瓜蔞仁之類○如傷風邪咳嗽本方加南星枳殼防風荊芥前胡細辛旋覆花之類○如傷寒邪咳嗽本方加麻黄杏仁桔梗乾姜桂枝之類○如傷熱邪咳嗽本方加黄芩薄荷知母石膏桔梗之類○如先傷風寒鬱熱久嗽不已變成勞者本方加知母貝母款花紫菀五味子天麥二門冬馬兜鈴當歸生地黄之類○如傷風寒喘嗽並作本方加麻黄杏仁防風荊芥枳殼桑白皮桔梗地骨皮紫蘇之類○如咳嗽聲嘶引兩脇痛不可忍者本方加芎歸芍藥青皮柴胡草龍胆黄芩竹茹之類○如年久喘嗽遇風寒則發作者本方加紫菀款花桑白皮杏仁五味子知母石膏之類○不問風寒鬱熱勞嗽久嗽曾先服麻黄杏仁防風等藥病雖退減而病根未除者本方加罌粟殼烏梅阿膠五味子瓜蔞仁之類可一二服而愈○凡諸嗽須分氣虛氣實新久用藥如新

咳嗽挾虚者可用人参風寒邪盛者亦不可用如久嗽已辯熱者切不可用人参反增喘滿嗽劇如肺虚久嗽加五味子款冬花紫苑茸馬兜鈴之類以補之若肺實而有火邪者宜桑白皮片黄芩天花粉杏仁枳殻桔梗之類以瀉之

○祖傳經驗潤肺除嗽飲　治遠年咳嗽如神

人参　杏仁　生甘草　薄荷各三分

五味子九粒　款花　紫苑茸　麻黄

陳皮去白　石膏粉　桔梗　半夏

桑白皮蜜炙　枳殻麩炒　烏梅　粟殻去蒂蜜炙各五分

右細切加生姜三片細茶一撮水一盞半煎至一盞服

○祖傳三聖丹　治久嗽極効

天南星一兩製　半夏湯泡七次二兩　甘草生用半兩

先以星夏二味研為細末用生姜自然汁拌匀盦作麯春

秋七日冬十日夏五日取出再同甘草共研為細末别取
淡竹瀝一碗將前藥末用竹瀝拌捏作餅子焙乾又將竹
瀝沃濕又焙乾如此沃焙十數次待竹瀝盡為度研為極
細末用白沙蜜調如餳每臨卧抄一匙於口內噙化下再
用竹瀝漱口嚥之　瑞三季三

喘證十三

論

內經曰諸逆衝上皆屬於火又曰夫起居如故而息有音者
此肺之絡脉逆也河間曰火氣甚為夏熱衰為冬寒故病寒
則氣衰而息微病熱則氣盛而息粗又寒水為陰主乎遲緩
熱火為陽主乎急數是以寒則息遲氣微熱則息數氣粗而
為喘也大抵喘以聲響言名喘以氣息言夫喘促喉中如水雞
聲者謂之哮氣促而連屬不能以息者謂之喘雖然未有不

由痰火内鬱風寒外束而致之者與外有陰虚發喘氣從臍下起直衝清道而上者又有氣虚發喘而短氣不能以接續者是故知喘之為証有實有虚治法天淵之隔者也若夫損不足而益有餘者醫殺之耳學者不可不詳辨焉

脉法

○喘急脉滑而浮者生　濇而数者死

○脉宜浮遲不宜急數

脉数有熱喘咳吐血上氣不得卧者死

上氣面浮腫肩息脉浮大不治又加刺尤甚　刺一本作脹

上氣躁而喘者為肺脹欲作風水發汗則愈一云欬而上氣肺脹其脉沉心下有水氣也　要畧千金外臺沉作浮

寸口伏胷中有逆氣尺寸俱沉関上無有者苦心下喘

方法　丹溪方法凡十四條

丹溪曰喘急者氣為火所鬱而稠痰在肺胃也有痰者有火炎者有陰虛自小腹下火起而上逆者有氣虛而致氣短而喘者

○嗽專主於痰宜用吐法亦有虛而不可吐者謹之

○治嗽必使薄滋味不可純用寒涼藥必兼散表

戴氏曰痰者凡喘便有痰聲火炎者作進作退得食則減食已則喘大槩胃中有實火膈上有稠痰得食墜下其痰喘則暫止稍久食已入胃反助其火痰再升上喘反大作俗不知此作胃虛治以燥熱之藥以火濟火也昔葉都督患此諸醫作胃虛治之不愈後以導水丸利五六次而安氣短喘息者呼吸急促而無痰聲又有胃虛喘者擡肩結肚喘而不休者是也

措黍

○痰者降痰化氣為主　火炎者降心火清肺金　陰虛痰喘者補陰降火四物湯加枳殼半夏一云陰虛氣喘四物湯加陳皮甘草些少以降氣補陰白芍藥須以酒浸日乾

○氣虛發喘以參芪補之而愈

○凡久喘未發時以扶正氣為主已發以攻邪為主

○喘急甚者不可用苦寒藥火盛故也宜溫劫之劫藥用椒目五七錢研為極細末生薑湯調服喘止之後因痰治痰因火治火

○千緡湯治痰喘不得臥人扶而坐數日一服而安 方見痰門

○一方用導痰湯合千緡湯服

○一方用蘿蔔子二兩蒸熟皂角伍錢燒存性瓜蔞仁海粉南星（用白礬一錢半研細入水浸一宿曬乾）各一兩為末煉蜜為丸噙化（一方無皂角瓜蔞海粉）

○一方治喘而嗽用南星瓜蔞半夏香附橘紅蘿蔔子青黛皂角為末神麴糊丸薑湯送下 一方有杏仁

○喘用阿膠須分虛實若久病發喘必是肺虛故用阿膠人參五味子之類補之若新病肺實而發喘者宜桑白皮葶藶子麻黃杏仁之類瀉之（東垣曰久嗽有熱在肺不用人參新病未成鬱熱者用人參未知孰是）

肥湶○氣實人因服黄芪過多而喘者宜服三拗湯以瀉氣

○三拗湯治肺感風寒喘急不已　方見咳嗽門

阿膠○葶藶大棗瀉肺湯治肺癰脹實胸滿胕上氣喘急身体面

目浮腫等證

○葶藶子　不拘多少炒黄為末煉蜜丸如彈子大

右以水三盞大棗十枚煎至二盞去棗入葶藶一丸再煎

至一盞溫服之

○瀉生葶藶散治過食煎煿或飲酒過度致肺癰喘不得臥及　煿一本作爆

肺癰咽燥不渴濁唾腥臭

甜葶藶子炒　桔梗去芦　瓜蔞子　升麻

薏苡仁　桑白皮蜜炙　葛根各八分　甘草四分

右細切作一服加生姜五片水一盞半煎至一盞溫服

○瀉白散治大人小兒風寒傷肺喘急咳嗽

桑白皮一錢　地骨皮一錢　生甘草半錢
右細切作一服加姜水煎服　一方加防風荊芥各七分
半又方加麻黄杏仁各半錢其効尤捷
○祖傳經驗秘方治遠年喘急
桑木内蠹虫糞一升炒　蘿蔔子半升炒
杏仁半升不去皮尖炒　甘草二兩生
共為極細末湯浸蒸餅為丸如梧桐子大每服五七十丸
淡姜湯送下
○又方治哮喘用苧麻根和砂糖爛煮時時嚼嚥下永絶病根
神効
○又方用猫兒頭骨燒灰酒調下二三錢一服便止
○又方用郭公毎刺根煎服即止而不發
○東陽一羽士年伍拾餘素有喘病九月間得發熱悪寒証喘

目

甚脉洪盛而似實乍醫作傷寒治而用小柴胡湯加枳殼
陳皮等藥六月後欲行大承氣一醫曰不可當作傷寒治
宜用枳實導滯丸爭不决召予視之二醫皆曰脉實氣盛
當瀉予為疹後燒之曰此火盛之脉非真實也觀其短氣
不足以息當作虚治而用補中益氣湯加麥門冬五味子
入附子三分煎服二貼脉收斂四貼而病輕減六貼病痊
安

論

瘧 十四

內經曰夏傷於暑秋為痎瘧又曰先寒而後熱者名曰寒瘧先熱而後寒者名曰温瘧其但熱而不寒者名曰癉瘧所以曰痎瘧皆生於風痎瘧者老瘧也以其隔二日一作纏綿不差故古方多用峻劑恐非稟受怯弱與居養所移者所宜然俗常山烏梅砒丹毒劑或誤投之輕病變重重者必危夫三日一作者邪入於三陰經也作於子午卯酉日者少陰瘧也作於寅申巳亥日者厥陰瘧也作於辰戌丑未日者太陰瘧也瘧得於暑當以汗解或因取涼太過汗鬱成痰其初感也弱者即病胃氣強者伏而未動至於再感復因內傷其病乃作宜其難差夫感暑與風皆外邪也故非汗多不解今之進此疾者已經再三劫試胃氣重傷何由得愈欲治此証必先與

參朮等補劑為君加柴葛等發散藥漸而收汗得汗而虛又
行補養下躰屬陰最難得汗補藥力到汗出至足乃是佳兆
又有感病極深邪氣必自臟傳出至府其發無時若發於午
之後寅之前者血受病也為難愈須漸漸趲早亦佳兆也治斯
疾者春夏為易秋冬為難大忌飽食遇發日食飽病愈加重
尤當以汗之難易較輕重也內經又曰瘧之且發也陰陽之
且移也必從四末始陽已傷陰從之故先其時堅束其處令
邪氣不得入陰氣不得出審候見之在孫絡盛堅而血者皆
取之（謂用三稜針視孫絡出血）此直從而未得愽者也故今人多以諸般
草藥於臂膊內縛之即此遺意耳外有陰虛證每日午後惡
寒發熱至晚亦得微汗而解脉必虛濡而數且瘧脉必弦而虛
脉不大弦為辨耳若誤作瘧治而用常山砒毋及柴胡乾葛
等藥多至不救醫者宜以脉證參驗其虛實而療之毋縱巨

膽以殺入也

脉法

要畧曰瘧脉自弦弦数多熱弦遲多寒弦而小緊者下之瘥弦遲者宜温弦緊者可發汗針灸浮大者可吐之弦数者風發也以飲食消息止之

脉經云瘧脉自弦微則為虚代散則死

方法 丹溪方法九十六條

丹溪曰有暑瘧有風瘧有濕瘧有痰瘧有食瘧三日一發者受病一年間日一發者受病半年一日一發者受病一月連發二日住一日者氣血俱受病俗名脾寒乃因名而迷其實也苟因飲食所傷而得之未必是寒況其他乎

○暑瘧宜人参白虎湯之類

○有痰者二陳湯加常山草菓柴胡黄芩

○不能食者必於飲食上得之當從食治

○虛者必用參朮一二貼扶住其氣不使下陷後用他藥若無汗要有汗散邪為主帶補若有汗要無汗扶正為主帶散

○數發之後便宜截而除之久發則得中氣虛弱病邪已深而難治世有砒丹等截藥有大毒不可輕用

○大渴大熱用小柴胡去半夏加知母麥門冬黃連黃栢梔子天花粉

○瘧渴用生地黃麥門冬天花粉牛膝知母炒黃栢乾葛生甘草

○久瘧二陳湯加川芎蒼朮柴胡葛根白朮一補一發藥也

○甚者發寒熱頭痛如破渴而飲水多汗可以參芪芩連梔子川芎蒼白朮之類治之

○痰滯胸滿熱多寒少大便燥實大柴胡利之愈

○久瘧不得汗以二陳湯倍加蒼朮白朮少加檳榔

○小兒瘧疾者有痞塊生地黄芍藥各一錢半陳皮川芎炒黄芩半夏各一錢甘草二分加生姜煎調醋炙鱉甲末

○瘧母用丸藥消導之醋煮鱉甲爲君三稜莪朮香附海粉青皮桃仁紅花神麯麥芽隨証加減爲丸醋湯送下

○老瘧係風暑入在陰分宜用血藥引出陽分而散川芎撫芎當歸紅花蒼朮白芷黄柏甘草煎露一宿服之

○痎瘧老瘧也三日一發陰經受病也夫瘧得於暑當以汗解或凄滄涼冷汗不得泄鬱而成痎又復嗜慾縱飲及經誤劫藥胃氣大傷其病難愈必先與參朮陳皮芍藥等劑佐以本經引用之藥若得汗而體虛又須重補俟汗通身下過委中方是佳兆仍節飲食避風寒遠房勞無不安愈者

稿○截瘧常山飲

川常山　草菓　檳榔　知母

炙甘草　烏梅　穿山甲慢火炒胖

右各等分細切每服五錢水酒各半盞煎至八分露星月一宿清晨冷服之欲吐則順之忌熱湯一日然常山性暴悍善驅逐痰飲大傷真氣病人稍虛弱者戒勿輕用

瘧方○截瘧七寶飲　三

常山一錢　厚朴　青皮　陳皮

炙甘草　檳榔　草菓仁各半錢

右細切作一服酒水各半盞寒多加酒熱多加水煎八分露星月一宿空心冷服忌熱茶湯一日至午食溫粥

○東垣曰夏月天氣上行秋月天氣下行治者當順天道如先寒後熱太陽陽明病白虎加桂也此天氣上行宜用之若天氣下行則不宜瀉肺宜瀉命門相火則可矣亦有內傷冷物而作者當先調中後定瘧形治隨應見乃得康寧

有久而不痊者當求虛實以脉爲期虛補實瀉可使卻疾
此之謂也
太陽証令人腰痛頭重寒從背起先寒後熱熇熇暍暍然
熱止汗出難已羗活加生地黄湯小柴胡加桂湯
陽明証令人先寒洒淅洒淅寒甚久乃熱熱去汗出喜見日月光
火氣乃快然桂枝二白虎一湯黄芩芍藥加桂湯
少陽証令人身体解㑊寒不甚熱不甚惡見人見人心惕
惕然熱多汗出甚小柴胡湯
太陰証令人不樂好太息不嗜食多寒熱汗出病至則善
嘔已乃衰小建中湯異攻散
少陰証令人悶嘔吐甚多寒熱熱多寒少欲閉戸牖而處
其病難已小柴胡加半夏湯
厥陰証令人腰痛小腹滿小便不利如癃狀數便恐懼

氣不足腹中悒悒四物玄胡苦練附子湯

活人 ○白虎加桂枝湯治溫瘧

知母四錢　甘草一錢　石膏五錢　桂枝一錢

粳米一合

右以水三盞煎米至二盞去米入諸藥再煎至一盞溫服

三服汗出愈

寶鑑 ○溫脾散治久瘧不愈

紫河車俗名金線重樓　菉豆各一兩　甘草半兩

信砒一兩半研細

右為細末入砒一處研勻每服半錢新汲水少許調下須於發日隔夜夜深服藥忌葷酒瓜菓生冷魚腥雞肉等物三日孕婦勿服但至誠合此藥與人並不吐此藥有砒一味而有河車菉豆甘草三味及新汲水皆能解毒不妨

按已上二方截瘧之捷勝於他方但虛弱或久瘧羸瘦之人終不可輕用如服上藥吐不止者以生菉豆細研新汲水調飲多即止

○丹溪活套云凡瘧証或連日或間日發作惡寒發熱腰背頭項俱痛此屬太陽經瘧也宜二陳湯加麻黃羌活藁本防風之類○如連日或間日發作先寒後熱或寒少熱多或但熱不寒目痛鼻孔燥此屬陽明經瘧也宜用二陳湯加乾葛升麻石膏知母白芷之類○如連日或間發作或先寒後熱或寒熱間作脇痛口苦或嘔吐惡心此少陽經瘧也宜二陳湯倍加柴胡及黃芩人參青皮之類○如於子午卯酉日發寒熱嘔吐舌乾口燥此少陰經瘧也宜二陳湯加川歸川芎黃栢黃連柴胡之類○如辰戌丑未日發寒熱嘔吐不嗜食或腹滿自利此太陰經瘧也宜二陳

湯加蒼白朮柴胡芍藥之類○如於寅申巳亥日發遲寒
發熱寒少熱多或腹痛引陰如淋狀善恐此厥陰經瘧也
宜用二陳湯加桂枝附子乾姜之類大抵瘧屬三陽宜汗
宜吐麻黃葛根柴胡常山草菓烏梅之屬治之瘧屬三陰
宜下宜溫宜和太柴胡湯柴胡桂姜湯柴胡四物湯附子
理中湯之類選而用之

○祖傳經驗截法神方

木通　秦艽　常山　川山甲（醋炙黃 各一錢）
辰砂（半錢研）　烏梅（七箇）　大棗（七介）

右細切以水三盞煎至一盞先以棗和辰砂末食後服藥

○一方用常山草菓知母檳榔各一錢酒一盞浸一白臨發日
早服

○又方治久瘧不愈一服便止永不發其效如神

常山一錢半　檳榔一錢　丁香半錢　烏梅一箇

右細切作一服用好酒一盞浸一宿臨發日清晨飲之

○予壯年過杭同舟有二男子皆年踰四十五各得痎瘧三年矣俱發於寅申巳亥日一人晝發於巳而退於申一人夜發於亥而退於寅予曰但到杭可買藥俱與痊可晝發者乃陰中之陽病宜補氣解表與小柴胡湯倍柴胡人參加白朮川芎葛根陳皮青皮蒼朮夜發者爲陰中之陰病宜補血疏肝用小柴胡合四物湯加青皮各與十貼教其加姜棗煎於未發前二時服每日一貼服至八貼同日得大汗而愈求不再舉

霍亂 十五

論

內經曰歲土不及風乃大行民病飧泄霍亂體重腹痛筋骨繇併陳無擇曰霍亂者心腹卒痛嘔吐下利憎寒壯熱頭痛眩暈先心痛則先吐先腹痛則先利心腹齊痛吐利並作甚則轉火入腹即死蓋陰陽反戾清濁相干陽氣暴升陰氣頓墜陰陽否隔上下奔越河間曰吐瀉不止者其本在於中焦或因渴而大飲々而過量或因飢而飽食食而過飽以致濕熱內甚故陰陽交錯而不和是為吐瀉仲景曰邪在上焦則吐邪在下焦則瀉邪在中焦則既吐且瀉此為急病也然吐利為急十死其一二如揮霍撩亂而不得吐瀉者此名乾霍亂也多死法曰既有其入必有所出今有其入而不得其出者否塞也故轉筋吐瀉者其氣有三一曰火二曰風三曰濕

大抵霍亂吐瀉之證皆風木濕熱之爲害耳治法宜分利陰陽散風行濕而降火也又當引清氣上升使濁氣下降無有不安仲景又曰熱多欲飲水五苓散寒多不欲飲水理中丸河間亦曰凡覺此證急用五苓益元散桂苓甘露飲乃吐瀉之聖藥也慎勿與粟米粥湯入胃必死丹溪曰內有所積外有所感陽不升陰不降乖隔而成非因鬼邪皆飲食所致此先哲確論也切勿與穀食雖米湯一呷下咽立死必待吐瀉止過半日飢甚方可與稀粥少食以漸而將息也學者誌之

脉法

脉微而澀　或代而散　或隱而伏　或大而虛

脉右關滑爲霍亂吐瀉　脉結促代皆不可斷以死

脉大者生　脉微弱漸遲者死

脉洪者爲熱　脉弦者爲飲

氣口脉弦滑膈間有宿食留飲宜順其性以塩湯探吐之

方法 丹溪方法九七條

丹溪曰大法生姜理中湯最好

有宜吐者雖自吐利還須以吐法提其氣用二陳湯探吐

或樟木屑煎湯或塩湯皆可吐之

○一方蒼术厚朴陳皮乾葛各一錢半水煎服

○或用姜湯下保和丸四五十粒

○轉筋屬血熱四物湯加酒芩紅花蒼术南星煎服

○轉筋男子以手挽其陰女子以手牽乳兩傍此千金妙法也

○乾霍亂忽然心腹痛疞欲吐不吐欲瀉不瀉者是也俗名疞腸沙即是難治死在須臾升降不通故也宜吐以提其氣最是良法內有物所傷以為邪氣阻遏大法宜發汗有用吐法者即兼發散之義有用溫藥解散者二陳湯加川芎蒼术防風白芷等解散藥也

○委中穴出血或十指頭出血皆是良法

河間○桂苓甘露飲五苓散二方並見中暑門

○半夏湯治霍亂轉筋吐瀉不止

半夏麴　茯苓　白术各五錢　淡桂二錢半

炙甘草一錢

右為細末每服二錢渴者以涼水調下不渴者以溫水調下不拘時候

局方○理中丸

白术　人參　乾姜　甘草各等分

右為細末煉蜜為丸如彈子大每服一丸涼水化下

河間○六和湯治霍亂吐瀉不止

白术　半夏　砂仁　杏仁

人參　甘草各五分　赤茯苓　藿香

白扁豆（姜汁拌炒）　木瓜各一錢　香薷　厚朴（姜汁製炒）各二錢

右細切，加生姜三片，大棗一枚，水二盞，煎至一盞，溫服。

熱〇漿水散：治暴泄如水，周身汗出，盡冷，脈弱，不能言語，甚而吐逆不止。

半夏二錢　附子　乾生姜　炙甘草

桂心各半錢　良姜三分半

右細切，作一服，漿水煎服之。

活人〇姜附湯：治霍亂吐瀉，轉筋，手足厥冷，多汗。方見傷寒門。

局方〇理中湯：治過食生冷，遂成霍亂，吐瀉，食不消，心腹滿悶，不快，加青皮、陳皮，名治中湯；更加丁香、附子，名丁香治中湯。宜臨病斟酌施治。方見傷寒門。

〇祖傳灸法：治霍亂已死，而胸中尚有暖氣者，灸之立甦。其法以鹽填滿臍孔，灸之不計壯數。

○又法治霍亂吐瀉不止灸天樞氣海中脘四穴立愈
天樞二穴在臍心兩傍各開二寸　氣海一穴在臍下一
寸半　中脘一穴在臍上四寸

○洗法治霍亂轉筋用大蓼一握水煮熏洗立效

○丹溪活套云凡霍亂不渴用生姜理中湯如渴用五苓散加
五味子麥門冬滑石轉筋用四物湯加酒芩紅花南星蒼
朮又云冬月用理中湯夏月用黃連香薷散放井中浸冰冷
頓服乃效一方治吐瀉用藿香蒼朮厚朴陳皮砂仁白
芷甘草半夏茯苓人參炒神麯各等分水煎遇寒加乾姜
寒甚加附子

論

十六

內經曰濕勝則濡泄又曰春傷於風夏必飧泄又曰暴注下迫皆屬於熱又曰諸病水液澄徹清冷皆屬於寒叔和云濕多成五泄是故知風寒濕熱皆能令人泄瀉但濕熱良多而風寒差少耳原病式曰瀉白為寒青黃赤黑為熱也大抵瀉利小便清白不澀為寒赤澀為熱又大便完穀不化而色不變吐利不腥穢水液澄徹清冷小便清白不澀身冷不渴脈遲細而微者皆寒證也凡穀肉消化無問色及他證便斷為熱夫寒泄而穀消化者未之有也或火性急速傳化失常完穀不化而為飧泄者亦有之矣仲景曰邪熱不殺穀然熱得濕則為飧泄也憲寒熱二証水火相反治之者差之毫厘謬以千里者也醫者可不謹乎

脉法

内經曰脉細皮寒少氣泄利前後飲食不入是為五虚死其漿粥入胃泄注止則虚者活

脉經曰泄注脉緩時小結者生浮大數者死

又洞泄食不化不得留下膿血脉微小流連者生緊急者死

脉訣云下利微小則為生脉大浮洪者無差日

丹溪方法九十二條

方法

丹溪曰泄屬氣虚有火有痰有食積者（戴氏曰凡瀉水腹不痛者濕也飲食入胃不住完穀不化者氣虚也腹痛瀉水腸鳴痛一陣瀉一陣者火也或瀉或不瀉或多或少者痰也腹痛甚而瀉後痛減者食積也）

○燥濕四苓散加蒼术倍白术甚者二术炒為末米飲調服

○氣虚用人參白术芍藥

○火宜伐火利小水四苓散加滑石黄芩梔子木通

○痰宜豁痰海石青黛黄芩神麯為丸服或用吐以提其清氣

○食積宜消導疏滌之神麯大黄枳實之類

○水瀉用蒼朮厚朴陳皮炒麯茯苓猪苓澤瀉地榆甘草冬加
乾姜等分煎服

○泄瀉水多者必用五苓散

○夏月水瀉桂苓甘露飲二方並見暑門

○治泄瀉諸藥多作丸子效

○脾胃不和泄瀉者胃苓湯五苓合平胃散是也

○世俗例用澁藥治瀉若病久而虚者或可若初得者必變他
証為禍不小殊不知瀉多因於濕分利小水為上策也

○清六丸治泄瀉
六一散一料加紅麯伍錢

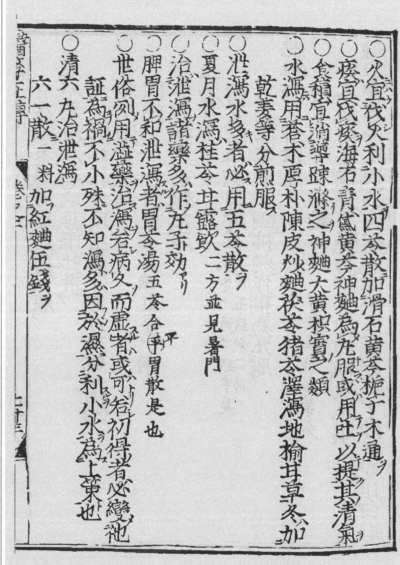

右為細末湯浸蒸餅為丸服

○溫六丸治泄瀉或兼嘔吐者

六一散加乾姜或生姜汁亦可蒸餅丸服

○姜麯丸治食積瀉

陳麯　茴香各五錢　生姜一兩

右為細末蒸餅丸服

○止瀉方

肉豆蔻五錢　白滑石春冬一兩二錢半夏二兩五錢秋二兩

右為細末姜汁調神麯作糊為丸服

已上皆丹溪方○脾泄丸

白朮　神麯　芍藥並炒各等分

冬加肉豆蔻去芍藥為細末神麯糊為丸服

東垣○茯苓湯治因傷冷飲水泄瀉注下一夜十餘次變作白痢

或變赤白相雜腹中疞痛食減熱躁四肢沉困無力

生黄芩一錢半　當歸二錢　肉桂　炙甘草各二分半

猪苓　茯苓各三分　澤瀉五分　芍藥七分半

蒼术　生甘草　升麻　柴胡各一錢

右細切作一服水二盞煎至一盞稍熱服

東垣○黄芪補胃湯治一日大便三四次溏而不多有時作泄腹中鳴小便黄

黄芪　柴胡　當歸身　益智

橘紅各一錢半　升麻二錢　炙甘草半錢　紅花少許

右切細作一服水二盞煎至一盞稍熱食前服

東垣○升麻除濕湯自下而止者引而去之麻字陽字之誤乎玉林并秘藏等皆作陽

蒼术一錢　柴胡　羌活　防風

升麻　神麯　澤瀉　猪苓各五分

炙甘草　陳皮　麥蘖麴各三分

右細切作一服水二盞煎至一盞去粗空心服治胃寒腸鳴泄益智仁半夏各五分生姜三片大棗一枚同煎非腸鳴勿用

机要

○劉草窓治痛泄要方

白朮二兩炒　白芍藥二兩炒　陳皮一兩半炒　防風一兩

右細切分作八服水煎或丸服久瀉加升麻六錢

机要

○白朮芍藥湯治太陰脾經受濕水泄注下体重微滿困弱無力不欲飲食水穀不化宜此和之身重暴下是大勢來亦宜和也

白朮　白芍藥各四錢　甘草二錢

右細切作一服水二盞煎至一盞溫服

机要

○茯苓湯治濕瀉又治食積濕熱作瀉

白朮　茯苓各五錢

右細切作一服水煎食前服一方有芍藥三味各等分名白朮散爲末米飲調下

机要 ○蒼朮芍藥湯治證如前

蒼朮五錢　芍藥二錢半　黄芩一錢半　淡桂五分

右細切作一服水一盞半煎至一盞溫服

机要 ○防風芍藥湯治飧泄身熱脉弦腰痛微汗

防風　芍藥　黄芩各二錢

右細切作一服水煎空心服

机要 ○蒼朮防風湯治泄瀉脉弦頭痛

蒼朮二錢　防風一錢　白朮四錢　麻黄一錢

右細切作一服加生姜五片水一盞半煎至一盞食前服

机要 ○良方神朮散治春傷於風夏必飧泄之證

蒼朮一錢半　藁本　川芎各六分　羌活四分
甘草炙三分　細辛二分
右細切作一服加生薑三片水一盞煎至七分去柤溫服
如欲汗加葱白三莖
碭○胃風湯治證如前及治風冷乘虛入客腸胃米穀不化泄
瀉注下及腸胃濕毒下如豆汁或下瘀血或如魚腦日夜
無度久不得愈者方見中風門
丹溪活套云泄瀉注下如水用生料五苓散加蒼朮車前子
倍白朮為末米湯調服○濕熱甚下泄如熱湯者本方去
桂加滑石黃芩梔子木通之類○如腹中疼痛下泄清冷
喜熱手盪熨口不燥渴乃寒泄也本方倍桂加肉豆蔻
氣加木香病甚者更加丁香附子作丸服○如久泄穀道
不合或脫肛此元氣下陷及大腸不行收令而然用白朮

芍藥神麯陳皮肉豆蔲訶子肉伍倍子烏梅為先以四君子湯加防風升麻煎湯送下○如食積時常腹痛瀉積先以木香檳榔丸或東垣枳實導滯丸推逐之而後以四苓加厚朴蒼朮神麯麥芽之類作丸服之以安胃氣○如瀉水腹不痛者屬氣虛宜四君子湯倍白朮加黃芪升麻柴胡防風之類補以提之而愈

○祖傳經驗秘方治暴泄注下用

車前子微炒一兩　右一味研為細末清米飲調服

○又方治腹痛泄瀉用

艾葉　車前葉各一握陰乾

右先將二葉細切用水二盞煎至一盞去粗入姜汁再煎一沸稍熱服立愈

一人泄瀉日夜無度諸藥不効偶得一方用尉砂地龍猪苓三味共為細末生葱搗汁調方七貼臍上小便長而瀉

止

○一人吐瀉三日垂死囑付後事予爲灸天樞氣海三穴立止

正傳二之終

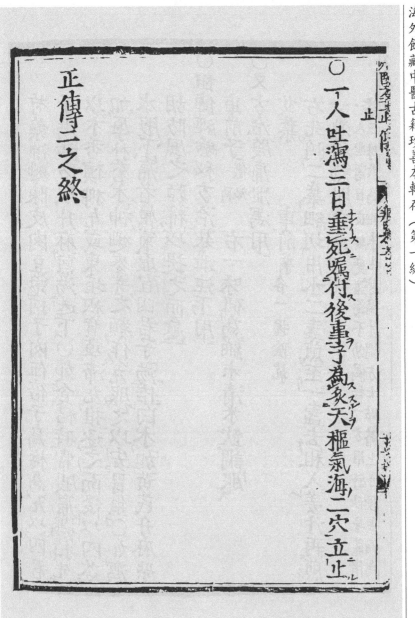

卷四

　　　嘔吐

　　全膈　　飲逆

　　吞酸　　嘈雜

　　痞滿　　腫脹

　　　　　疵癖

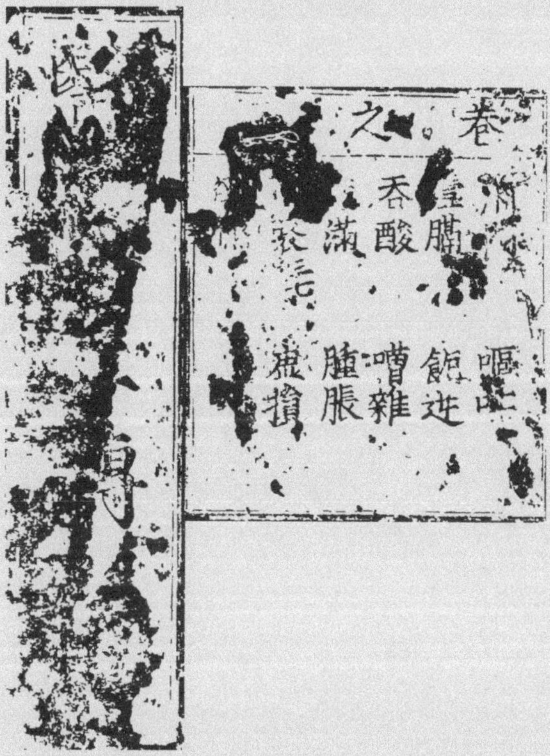

新刊京板校正大字醫學正傳卷之三目録

黄芩利膈丸　丹溪活套　已試醫驗一條

○腫脹門二十四　論　脉法　丹溪方法凡八條

禹餘粮丸　絜矩三和湯　紫蘇子湯　木香順氣湯

中滿分消丸　廣术潰堅湯　半夏厚朴湯　破滯氣湯

草荳蔻湯　葶藶木香散　白术木香散　葶藶膏

二氣散　牽牛丸　三花神祐丸　雞屎醴飲

丹溪活套　祖傳雞屎醴　又經驗方　經驗桃奴丸

自己試醫驗二條

○積聚門二十五　論　脉法　丹溪方法凡六條

三聖膏　琥珀膏　阿魏丸　大中丸　小温中丸

婦人腹中有塊說　一方治婦人血塊

又治婦人血塊如盤　塊在皮裏膜外方　倒倉法已上皆丹溪法

廣术潰堅湯　半夏厚朴湯　三因散聚湯　大七氣湯

三卷目録終

新刊京板校正大字醫學正傳卷之三

花溪恒德老人虞　摶天民編集

姪孫虞守愚惟明校正

金陵三山街書肆松亭吳江繡梓

痢　十七

論

內經曰溲而便膿血知氣行而血止也愚按經文溲字下必缺溢字溲即尿也溲溢而便膿者言病因也蓋血因氣滯而大小二便俱不利耳氣行而血止者言治法也故河間闡明其說所謂和氣則後重自除而用木香檳榔枳殼等藥以和之即此意也

河間曰行血則便膿自愈和氣則後重自除又曰後重則宜下腹痛則宜和身重則除濕脉弦則去風膿血稠粘以重藥竭之身冷自汗以熱藥溫之風邪外束宜汗之鶩溏為痢宜溫之又曰在表者發之在裏者下之在上者湧之在

下者竭之身表熱者內疎之小便澁者分利之又曰盛者和之去者送之過者止之兵法云避其來銳擊其惰歸此之謂也夫古方以瀉痢滚同論治朱紫混淆殊不知瀉屬脾而痢屬腎也丹溪曰先水瀉而後膿血者此脾傳腎賊邪難愈先膿血而後水瀉者此腎傳脾微邪易愈是皆先哲之格言以為後學之繩墨醫者其可不詳究乎

脉法

脉經云腸澼下膿血脉沉小流連者生洪大數身熱者死又曰腸澼筋攣脉小細安靜者生浮大而緊者死

方法 丹溪方法凡二十四條

丹溪曰痢赤屬血自小腸來白屬氣自大腸來

○原病式曰痢為濕熱甚於腸胃怫鬱而成其病皆熱証也俗以痢白為寒誤也如熱生瘡癤而出白膿可以白為寒乎

陰陽水火一高則一下一盛則一衰若以白為寒赤為熱則無赤白者乃寒熱俱甚於腸胃之間而為病乎況下迫窘痛小便赤澁而痢白者必多有之為熱明矣世有用辛熱藥而愈者蓋辛甘發散熱主出行故病微者則鬱結開通氣和而愈若病甚者鬱結不開其病轉加而死故治痢者必用寒以勝熱苦以燥濕微加辛熱佐之以為發散開通之用如此固無不效者

○仲景治痢可下者率用承氣等湯加減下之大黃之寒其性善走佐以厚朴之溫善行滯氣緩以甘草之甘飲以湯液灌滌腸胃滋潤輕快積行即止局方用砒丹巴硇類聚成丸其氣凶暴其体重滯積氣已行而毒氣未消猶暴賊手持兵刃使之徘徊瞻顧於堂奧之間縱有愈病之功而腸胃清純之氣寧無損傷之患乎可溫者乃用姜附溫之曷

方倒用熱藥為主澁藥為佐用之於下利清白者猶可其裏急後重經所謂下迫者皆屬火熱所為加以澁熱之劑非殺而何

初得一二日間元氣未虛必推蕩之此通因通用之法用大承氣湯或調胃承氣湯下後看氣血調理氣用參术血用四物五日後不可下此亦大槩言之氣血虛者雖一二日亦不可下實者十余日後亦有下之而安者

腹痛以白芍藥甘草為君當歸白术為佐惡寒者加桂惡熱者加黃栢

腹痛因肺金之氣欝在大腸之間以苦梗發之後用痢藥一云實則可下虛則以苦梗發之

初下痢腹痛者用溫藥姜桂之屬切不可驟用參术縱氣虛胃虛者亦不可用

後重者積與氣墜下之故兼升兼消尤當和氣木香檳榔丸保和丸之類

○身熱挾外感者不惡寒用小柴胡去人參發熱惡寒身首俱痛此為表証宜微汗和解又蒼朮川芎陳皮芍藥甘草生姜煎服愚毎以上二方併而治痢之挾外感者亦多獲奇効也

○發熱不止者屬陰虛用寒涼藥必兼溫藥升藥

○大孔痛（肛門痛也）因熱流於下也木香檳榔芩連加炒乾姜

○仲景法治孔痛一曰溫之一曰清之看久病身冷自汗脉沉小宜溫之暴病身熱脉洪大宜清之

○下血者宜涼血活血當歸黃芩桃仁之類或用朴硝有風邪下陷宜升提之蓋風傷肝肝主血故也有濕傷血宜行濕清熱

○濕熱下痢小便澁少煩渴能食脉洪大而緩腹痛後重桂苓

甘露飲送下保和丸二三十粒

○濕多熱少脾胃不和食少腹痛後重夜多利下胃苓湯送下

保和丸二三十粒

○氣虛面色痿黃或枯白色人疲倦痢頻併痛後重不食脉細

弱或微汗時出黃芪建中湯送下保和丸二三十粒

○濕熱為痢不渴者建中湯加蒼术茯苓下保和丸

○脾胃不和食少腹脹痛後重脉弦緊平胃散加芍藥官桂葛

根白术茯苓下保和丸

○下痢血氣大虛腹痛頻併後重不食或産後得此証用四君

子湯加當歸陳皮下保和丸二三十粒

○下痢白積者用芍藥湯加白术陳皮甘草滑石桃仁

○下痢赤積身熱一元散加木通炒芍藥炒陳皮白术煎湯送

下保和丸加黃芩丸

○久下痢色数白不能起床不食疲弱之甚者用人參半錢
白朮一錢 黃芪半錢 當歸七分 芍藥一錢 炙甘草二分
御米殼醋炒三分 地榆五分 木香三分 宿砂五分
陳皮一錢 升麻三分 白豆蔻仁三分 澤瀉五分
右細切作一服水一盞半煎至一盞去粗溫服

○痢下墜異常積中有紫黑血而又痛甚者此為死血証用桃仁細研及滑石行之

○血痢久不愈者屬陰虛四物為主

○下痢如豆汁者濕也蓋脾胃為水穀之海無物不受常兼四藏故有如五色之相染當先通利此迎而奪之之義如虛宜審之

○古方用厚朴專為行凝滯之氣滯氣稍行則去之枳殼雖少緩亦不宜久服只以陳皮和藥可也

○古方多用粟殼治嗽與痢，但要先出病根，乃收功後藥也。

○如力倦氣少惡食，此為挾虛証，宜用白术、當歸身尾，甚者加人參、陳皮補之，虛回而痢自止。

○如久痢体虛氣弱，滑泄不止，亦當以澁藥止之，訶子肉、荳蔻、白礬、半夏、牡蠣之類，擇而用之。然須以陳皮為佐，恐太澁亦能作疼。又甚者灸天樞、氣海、前頂（穴法見霍乱門）。

○如痢已減十之七八，穢積已盡，糟粕未實，用炒芍藥、炒白术、炙甘草、陳皮、茯苓煎湯，下固腸丸二三十粒。此丸性燥澁，有去濕實腸之功，若滯氣未盡除者，不可遽用。

○如痢後糟粕未實，或食粥稍多，或飢甚方食，腹中作疼，以白术、陳皮二味煎湯和之自安。

○如氣行血和積少，但虛坐努積，此為無血証，倍用歸身尾、芍藥、生地黄，而以桃仁泥佐之，陳皮和之，血生自安。

○如痢後脚弱漸細小用蒼朮二两白芍藥龜板各一两半黄
栢五两粥糊丸以四物湯加陳皮甘草煎湯送下
○噤口痢胃口熱甚故也用黄連人參煎湯終日呷之如吐則
再強飲但得一呷下咽便好又用田螺搗盦臍中以引下
其熱胃中熱結當開以降之人不知此多用温藥甘味以
火濟火以滯益滯也亦有誤服熱毒之藥犯胃者當推明
而袪其毒用糞蛆焙乾為末清米飲調下一錢匕甚效
○多有時疫作痢傳染相似宜推明運氣之勝復以治之
○小兒痢疾用黄連黄芩大黄甘草煎服赤痢加桃仁紅花白
痢加滑石末同煎
○一小兒八歳下痢純血作食積治蒼朮白朮黄芩白芍藥滑
石茯苓甘草陳皮神麯煎湯下保和丸
○凡下痢純血者如塵腐色者如屋漏水者大孔開如竹筒者

唇如朱紅者俱死、如魚腦髓者身熱脉大者俱半死半生。經所謂身凉脉細者生，身熱脉大者死，是亦太緊言之耶，不可一途而論也。

○一方治熱痢血痢用大黃黃連黃芩黃栢枳殼白芍藥川歸滑石甘草桃仁白朮等分神麯糊丸如梧桐子大每服五六十丸白湯下

○清六丸治血痢神効

○温六丸治痢及水瀉皆効　已上二方並見泄瀉門

已上皆丹溪方

○固腸丸治濕熱下痢大便下血去腸胃陳積之後用此以燥下濕而實大腸

椿根白皮　不拘多少細切炒

右一味研為細末米糊為丸如梧桐子大每服三五十丸陳米飲送下或用炒芍藥炒白朮炙甘草陳皮茯苓煎湯

下

○芍藥湯行血則便膿自愈和氣則後重自除此藥是也

白芍藥二錢　當歸尾　黃連　黃芩各錢

大黃七分　甘草　檳榔　木香

桂心各五分

右細切作一服水一盞半煎至一盞空心服○如初病後重

窘迫甚者倍大黃加芒硝一錢○如痞滿氣不宜通加枳

實一錢○如藏毒下血加黃栢一錢

河間○黃芩芍藥湯治瀉痢腹痛或後重身熱久而不愈脉洪數

者及膿血稠粘者

黃芩　芍藥各二錢　甘草一錢

右細切作一服水一盞半煎至一盞溫服腹痛甚加桂一二

分稍熱服之

河間 ○黃連湯治大便後下血腹中不痛謂之濕毒下血

黃連　當歸各二錢

右細切作一服水一盞半煎至一盞去柤溫服

河間 ○芍藥黃連湯治大便後下血腹中痛者謂之熱毒下血

芍藥　川歸　黃連各半兩　大黃三分

桂心一分半　甘草二分

右細切作一服水一大盞煎七分溫服

河間 ○大黃湯治痢久不愈膿血稠粘裏急後重日夜無度脉沉實人不甚困倦者或初得腹痛甚者窘迫不安者

大黃一兩

右細切作一服用好酒二大盞浸半日煎至一盞半去柤分作二服頓飲之如痢未止再進後服後以芍藥湯和之又再服黃芩芍藥湯以徹其邪此乃湯滌邪熱之劑用酒

煎者蓋欲其上至頂顛外徹皮毛也

局方（一）香連丸治下痢膿血赤白相雜裏急後重

黃連二十兩用呉茱萸十兩一味各以酒拌濕同炒去茱萸　木香四兩八錢不見火

右為細末醋調麪糊為丸如梧桐子大每服三五十丸清米飲送下（一）方加石蓮肉半斤治禁口痢尤佳

河間（一）益元散謂此為治痢之聖藥也其功不能盡述

桂府膩白滑石六兩　粉甘草一兩炙

右二味共為極細末每服三錢白水調無時

（一）神効三香散治痢疾日久穢積已少腹中不痛或微痛不後重窘迫但滑溜不止乃收功之後藥也

粟殼去穰蒂醋炙一兩二錢　陳皮一兩三錢　肉豆蔻麪裹煨四錢

茯苓去皮　白扁豆炒各四錢　木香　人參各一錢

右為細末每服一錢七清米飲調下食遠

○丹溪活套云痢疾乃外感兼内傷之候也須分表裡治之在表者必惡寒發熱身首俱痛宜以小柴胡湯去人參加蒼朮川芎陳皮生芍藥微汗以散之在裡者必後重窘迫腹痛下積宜以大小承氣河間酒煎大黃湯之類下之餘邪未盡更以芍藥湯香連丸之類以徹其邪積盡而更衣未息者此大腸不行收令故也宜以固腸丸三香散之類以止澁之禁口者須詳証按法調治切不可輕用粟殼肉荳蔻訶子之類以試澁之殺人於反掌之間也但凡痢証不問輕重若邪氣正盛而以粟殼之類止澁之雖一二不死亦成休息痢一二三年不能愈也又不可輕用巴荳牽牛等熱毒之藥攻之蓋病因熱毒又得熱毒之劑以火濟火不死何待

○祖傳經驗秘方和中飲治痢疾不分赤白久近服之無有不

效者但發熱噤口不食者不可服

陳皮　白朮　茯苓　芍藥各一錢

草菓仁七分　甘草三分　陳倉米二錢　砂糖二錢

粟殼醋炙錢半一　烏梅一箇

右細切作一服加生姜三片大棗一枚水二盞煎至一盞

去粗溫服

○經驗三根飲治休息痢年久不愈者其效如神

五倍木根　蒼耳草根　臭樗木根刮取白皮

各等分細切每服七錢重加生姜三片大棗一枚大黑豆

三十六粒糯米四十九粒水二盞煎至一盞去粗溫服

○經驗二防飲治痢後不謹感冒寒濕或涉水履霜以致兩足

痛痺如刀劉虎咬之狀膝臏腫大不能行動名鶴膝風此

藥神效

人參　白朮　黃芪各一錢　甘草炙半錢
川歸　川芎　芍藥　熟地黃各一錢
防風　防已　羌活　牛膝各七分
杜仲姜汁拌炒　萆薢各一錢　附子童便浸三日去皮臍七分冬月一錢
右細切作一服，加生姜三片，大棗二枚，水二盞，煎至一盞，去柤，空心溫服。

○仁齋云：下痢噤口不食者，雖曰脾虛，蓋亦熱氣閉膈心胸間所致也。俗用木香則失之溫，用山藥則失之閉，惟真料參苓白朮散加石菖蒲末，以道地粳米飲米多年陳倉者尤佳調下，或人參茯苓石蓮子肉，入些少菖蒲為末，與之。胃口一開，自然思食。其參苓白朮散本方該有縮砂，或小入木香，見內傷門。

○一子年將五十，夏秋間得痢疾，月餘服藥而少愈後積已但盡，糟粕不食，晝夜五六次入廁，兼脫肛不安，又半月諸藥不効予記祖傳一方用池塘中鰕一箇如法修事多用生姜米糯作羹入沙糖一小塊不用鹽醬熟煮吃一二碗三日不登厠大腸自此實矣肛門亦收而不脫夫此証蓋因脾土受虧致肺與大腸俱失化源之所滋養是故大腸不行收令也此母能令子虛耳鰕乃介虫屬金而有土性温能補脾肺又況肺惡寒先得芩連等寒凉之味已多今用生姜之辛以補肺金用沙糖之甘以補脾土肺氣既實其大腸亦隨而實故得以行收令也故其功效如是之驗焉

○嘔吐　十八

論

内經曰諸嘔吐酸暴注下迫皆屬於火東垣曰夫嘔吐噦三者俱屬於胃胃者總司也以其氣血多少為異耳嘔者陽明

也陽明多血多氣故有聲有物氣血俱病也吐者太陽也太陽多血少氣故有物無聲血病也噦者少陽也少陽多氣少血故有聲無物氣病也河間曰胃膈熱甚則為嘔火氣炎上之象也吐證有三氣積寒也皆從三焦論之上焦在胃口上通於天氣主納而不出中焦在中脘上通天氣下通地氣主腐熟水穀下焦在臍下下通地氣主出而不納是故上焦吐者皆從於氣氣者天之陽也其脉浮而洪其證食已即吐渴欲飲水大便燥結氣上衝胸而發痛其治當降氣和中中焦吐者皆從於積有陰有陽食與氣相假為積而痛其脉浮而長其證或先痛而後吐或先吐而後痛治法當以毒藥去其積檳榔木香行其氣下焦吐者皆從於寒地道也其脉沉而遲其證朝食暮吐暮食朝吐小便清利大便秘而不通治法當以毒藥通其秘塞溫其寒氣大便漸通復以中焦藥和之

不必令大便秘結而自愈也外有傷寒陽明實熱太甚而吐逆者有内傷飲食塡塞太陰以致胃氣不得宣通而吐者有胃熱而吐者有胃寒而吐者有久病氣虚胃氣衰甚聞穀氣則嘔噦者有脾濕太甚不能運化精微致清痰留飲鬱滯上中二焦時時悪心吐清水者宜各以類推而治之不可執一見也

脉法

脉經曰嘔而脉弱小便復利身有微熱厥者難治

趺陽脉浮者胃氣虚寒氣在上噯氣在下二氣相爭但出而不入其人即嘔而不得食恐怖即死寛緩即瘥

脉陽緊陰數其人食已即吐陽浮而數亦爲吐

寸口脉緊而芤緊則爲寒芤則爲虚虚寒相搏脉爲陰結而遲人則噎關上脉數其人則吐　脉弦者虚也胃氣無餘

朝食暮吐暮食朝吐變為反胃寒在於上醫反下之令脉反弦故名曰虛

寸口脉微而数微則無氣無氣則榮虛榮虛則血不足血不足則胸中冷故吐

方法 丹溪方法凡一十條

丹溪曰胃中有熱膈上有痰二陳湯加炒梔子姜炒黄連生姜煎服

○凡嘔吐者切不可下逆之故也

○有久病吐者胃氣虛不納穀也生姜人參黄芪白术香附治之凡痞滿短氣而嘔宜補中氣止可用調中益氣湯

○肝火出胃逆上嘔吐抑青丸方見火門

○夏月嘔吐不止五苓散加姜汁入湯調服

○吐蚘而嘔用黑錫炒成灰檳榔末米飲調服

○惡心吐清水者有熱有痰有虛皆用生姜隨証佐藥治之

○胃中有熱者二陳湯加姜汁制炒黄連黄芩挾虛者加入參白朮又云胃虛弱嘔者二陳湯加砂仁藿香白朮

○痰飲爲患或因多食生冷脾胃不和以致嘔吐惡心或頭眩或胃脘懊憹不快或發寒熱二陳湯加丁香烏梅生姜煎服心下痞而痛者加草荳蔻仁

河間○痰熱惡心嘔吐氣盛者導痰湯加縮砂姜炒黄連竹茹

河間○藿香安胃散治胃氣虛弱不能飲食時時嘔吐惡心者

藿香　人參　陳皮各一錢　丁香五分

右細切作一服水一盞煎至七分温服

河間○和中桔梗湯治上焦氣熱上衝食已暴吐脉浮而洪宜先和中

桔梗一錢半　半夏麴二錢　陳皮一錢去白　枳實一錢麩炒黄色　白茯苓一錢　白朮一錢半　厚朴姜汁拌炒一錢

右細切作一服水一盞半煎至一盞去柤取清汁調木香散二錢空腹服三服後氣漸下吐漸止然後去木香散加芍藥二錢黃芪一錢半煎服病愈則已如大便燥結食不盡下以大承氣湯去芒硝微下之再服前藥補之如大便復結又依前微下之

河間○木香散

木香　檳榔

各等分為細末前藥調之服

河間○荊黃湯治暴吐上焦熱氣所衝脈浮而洪者

荊芥穗五分　人參二分半　甘草一分　大黃一分半

右細切作一服水二盞煎至一盞去柤調檳榔散一錢空腹服

河間○檳榔散

檳榔三分　木香一分半　輕粉少許

右爲細末用前藥調服爲丸亦可用水浸蒸餅丸如小豆大每服二十丸食後服

河間○青鎮丸治上焦吐頭痛發熱有汗脉弦

柴胡去芦二兩　黄芩七分半　甘草五分　半夏五分

青代二分半　人參五分

右爲細末薑汁浸蒸餅爲丸如梧桐子大每服五十丸生薑湯送下食後服

河間○白术湯治胃中虚損及有痰而吐者

半夏麯五分　白术二分　檳榔二分半　木香一分

甘草一分　茯苓二分

右爲細末每服二錢生薑湯調下食前服

河間○金花丸治吐食脉弦者肝乘於脾而吐乃由脾胃之虚宜

治風安脾

半夏湯泡七次一兩 檳榔二錢 雄黃一錢半

右為細末薑汁和蒸餅為丸如梧桐子大小兒丸如黍米大生薑湯送下從少至多漸加服之以吐為度無驚糾於脾故致飲食自下

○紫沉丸治中焦吐食由食積與寒氣相假故吐而痛宜服此藥

半夏麯二錢 烏梅肉二錢 代赭石三錢 杏仁去皮尖另研一錢

砂仁三錢 丁香二錢 沉香一錢 檳榔二錢

木香一錢 陳皮五錢 白豆仁半錢 白朮一錢

巴豆霜另研半錢

右為細末入巴豆霜和勻醋麪糊為丸如黍米大每服五十丸食後生薑湯下吐愈則止小兒另丸如芥子大治小

盞去柤溫服

丹溪○加味二陳湯治胃中有伏火膈上有稠痰時常胃口作痛及惡心吐清水不快

陳皮去白一錢　半夏泡一錢半　茯苓一錢　甘草炙三分

梔子炒一錢　黃連薑汁拌炒二錢半　川芎一錢　白朮一錢

乾姜炒半錢　蒼朮一錢　香附一錢　牡荊子炒另研一錢半

挾虛者加人參一錢

右細切作一服水二盞加生姜三片煎至一盞稍熱服如胃口痛甚入生姜自然汁一合和勻服

東垣○丁香安胃湯治嘔吐噦胃虛寒所致

丁香半錢　呉茱萸一錢　草豆蔻一錢　黃芪二錢

人參一錢　炙甘草半錢　柴胡半錢　升麻

當歸身　陳皮各半錢　黃栢二分　蒼朮一錢

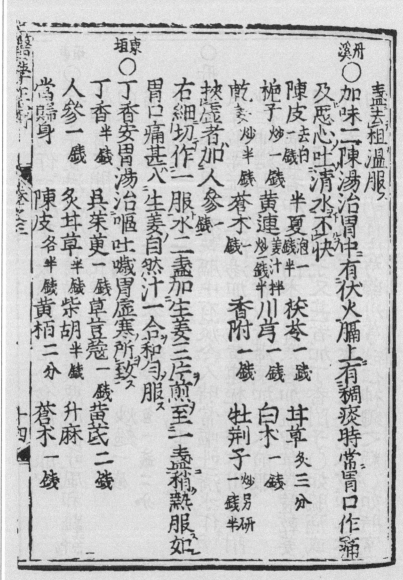

右細切作一服水一大盞煎至七分食前溫服

東垣○茯苓半夏湯治脾胃虛弱身重有痰惡心欲吐風邪羈絆於脾胃之間當先實其脾土

白朮一錢　茯苓一錢　半夏一錢　炒麴一錢

橘紅七分　天麻七分　麥蘖麪炒黃色一錢二分

右細切作一服水一盞半加生姜五片煎至一盞熱服

○丹溪活套云胃中有熱膈中有痰令人時常嘔吐清水作噯氣吞酸等証用二陳湯加姜炒黃連梔子蒼朮川芎香附砂仁神麴山查少加木香以行滯氣加姜水煎服

○久病虛者加人參白朮○胃寒者加益智草豈蔻乾姜桂心之類去黃連梔子又甚者加丁香附子○如脇痛或脾痛右關脉弦嘔吐不已此木來丞土之分也本方加人參白朮升麻柴胡青皮芍藥川芎砂仁神麴之類○如時常

吐清水或口甘不喜食冷涎自下而湧上者此脾熱所致也本方加白朮芍藥升麻土炒芩連梔子神麯麥芽乾生姜或丸或煎皆可○如時常惡心吐清水心胃作痛得食則暫止飢則甚者此胃中有蚘也本方加苦練根史均子煎服即愈或用黑錫灰檳榔末等分米飲調下

在城黃氏婦將年三十產後因食傷致胃虛不納穀四十餘日矣聞穀氣則惡心而嘔聞藥氣亦嘔求予治予曰藥不能入口又將何法以治之乎懇求不已遂制一方用人參白朮茯苓各一錢甘草二分陳皮藿香砂仁各五分炒神麯一錢十年以上陳倉米一合順流水二大白盞煎沸泡伏龍肝研細攪渾放澄清取二盞加姜棗同煎煎藥至七分稍冷服此藥遂納而不吐別以陳倉米煎湯時時與之日進前藥二三服漸能吃粥而安後以此法治十數人皆

論

驗

噎膈　十九

内經曰三陽結謂之膈子和云三陽者大小腸膀胱也結謂熱結也小腸熱結則血脉燥大腸熱結則不能圊膀胱熱結則津液涸三陽既結則前後閉塞下既不通必反而上行所以噎食不下縱下而復出也此陽火不下降而上行也故經又曰少陽所至為嘔湧溢食不下此理明矣又先哲論膈噎反胃大率以血液乾槁其或咽喉窒塞食不能下其槁在吸門或食下則胃脘當心而痛須臾吐出食出痛止其槁在賁門此皆上焦之膈噎也其或食物可下良久復出其槁在幽門此中焦之膈噎也其或朝食暮吐暮食朝吐其槁在闌門大小腸之間此下焦之膈噎也雖然亦有斯須輕病而為醫

所誤者丹溪論之詳矣謂夫氣之初病其端甚微或因些小
飲食不謹或外冒風雨內傷七情或食味過厚偏助陽氣積
成膈熱或資禀充實表密無汗或性急易怒相火上炎以致
津液不行清濁相干惟氣之為病或痞或痛或不思食或噫
腐吞酸或嘈雜痞悶醫者不求其本便認為寒遽以辛香燥
熱之劑投之暫時得快以為神方厚味仍前不節七情反覆
相仍舊病延數歲閒濁液易於攢聚或半月或一月前証復
作如此延蔓自氣成積自積成痰此為痰為飲為吞酸之由
也良工未遇謬藥又行痰挾瘀血遂成窠囊此為痞為痛為
嘔吐為噎反胃之次第也醫者尤謂盛而積寒非尋常草木
可療竟以烏附助佐丹劑專意服餌積而久也血液俱耗胃
脘乾槁其槁在上近咽之下水飲可行食物難入間或可入
食亦不多名之曰噎其槁在下與胃為近食雖可下難盡入

胃良夕復出名之曰膈亦曰反胃大便秘小若羊屎然名雖不同病出一体多由噎病生於血乾血陰也陰主静内外两静則藏府之火不起而金水二藏有養陰血自生腸胃津液傳化合宜何噎之有醫者當知此意不可妄以燥熱之剤以火濟火則何以異刺人而殺之也慎之慎之

脉法

脉經曰寸緊尺濇其人胷滿不能食而吐吐止者為下之故不能食設言未止者此為反胃故尺為微濇也

寸口脉緊而芤緊則為寒芤則為虚虚寒相搏脉為陰結而遲其人則噎関上脉数其人則吐脉弦者虚也胃氣無餘朝食暮吐暮食朝吐變於胃反寒在於上醫反下之令脉反弦故名曰虚

趺陽脉浮而濇浮則虚濇則傷脾脾傷則不磨朝食暮吐暮

食朝吐宿穀不化名曰胃反脉緊而澀其病難治

脉澀而小血不足　脉大而弱氣不足

方法（丹溪方法凡十一條）

丹溪曰大率屬血虛氣虛有痰（戴氏曰氣虛者脉必緩而無力血虛者脉必數而無力痰者寸關脉必沉或伏而大有氣滯結者寸關沉而濇）

○張雞峯曰噎當是神思間病惟內觀以自養可安此言深中

病情

○糞如羊屎者不治（大腸無血故也）年高者不治（年五十餘則不可治矣）（戴氏曰氣血俱虛者則口中多出沫但見沫大出者必死不治）

○治法用童便韭汁竹瀝姜汁牛羊乳驢尿有氣虛入四君子湯血虛入四物湯切不可用香炒藥宜薄滋味

○一法用黃連三錢薑汁山查肉二錢保和丸二錢同為末糊丸麻子大胭脂胚子為衣人參湯入竹瀝下五十丸

○一方用馬兜鈴燒存性陳米湯調服（卽野田此方多有　原本書馬录兒誤也）
○一云馬兜兒燒存性一錢好棗肉四枚平胃散二錢溫酒調
服食卽可下然後隨病源調理
○一方用吳茱萸黃連貝母瓜蔞子牛轉草丸服
○一方用韭汁二兩牛乳一盞生姜半兩搗汁和勻頓服效
○有氣結者用開導之劑有陰火上炎者作陰虛治有積血者
當消息去之韭汁能下膈上瘀血
肥瘦方
○古方用人參以補肺御米以解毒竹瀝以清痰乾姜
以養血粟米以實胃蜜以潤燥姜以去穢有治寒者必爲
當時有寶因於寒者用之也挾寒者間或有之令人悉因
痰氣久誤於醫傳變而成其無寒也明矣
膈方
○瓜蔞實丸治膈噎胸膈痞痛徹背脇喘急妨悶
瓜蔞實（去殼另研）枳殼（去穰麩炒）半夏（湯泡七次）桔梗（炒）各一兩

右為細末姜汁米糊為丸如梧桐子大每服五十丸生姜
湯送下
東垣寬中進食丸滋形氣喜飲食方見內傷門
東垣人參利膈丸治膈噎胸中不利大便結燥痰嗽喘滿脾胃
壅滯推陳致新治膈氣之聖藥也
木香　檳榔各七錢半　人參　當歸
藿香　甘草　枳實麩炒各一兩　大黃酒浸蒸熟
厚朴姜製各一兩
右為細末滴水為丸如梧桐子大每服五十丸溫水下
○丹溪活套云凡膈噎反胃悉用二陳湯加姜汁竹瀝童便韭
汁之類為主治○如胸中覺有熱悶本方加土炒黃連黃
芩瓜蔞仁桔梗之類○如血虛瘦弱之人本方合四物湯
少加杏仁泥紅花童便韭汁之類仍不可缺○如飲酒人

本方加砂糖蜜柔入內服○如朝食暮吐暮食朝吐或食下須臾即吐者此胃脘容受而脾不能傳送也或大小腸秘結不通食返而上奔也本方加酒蒸大黃桃仁之類以潤之脾不磨者本方多加麥蘖麴神麵之類以助化之○如氣虛肥白人膈噎者本方合四君子湯亦加竹瀝姜汁為要藥也○有因七情鬱結成氣噎者本方加香附撫芎木香枳椥括婁仁砂仁之類○凡膈噎大便燥結用大黃乃急則治其標之劑也仍用四物湯加童便韭汁多飲牛羊乳為上策也但不可以人乳代之蓋人乳內有飲食烹飪之火及七情之火存於中故不可代服也

○祖傳經驗秘方潤腸膏治膈噎大便燥結飲食良久復出及朝食暮吐暮食朝吐者其功甚捷

新取威靈仙（四兩搗汁　五月開花者）　生薑（四兩　搗汁）

真麻油二两　白砂蜜四两煎沸掠出上沫

右四味同入銀石器內攪勻慢火煎候如餳時時以箸挑食之一料未愈再服二料決效

○經驗大力奪命丸　治膈噎不下食及翻胃等証

杵頭糠　牛轉草各半斤　糯米一斤

右為細末取黃母牛口中涎沫為丸如龍眼大入鍋中慢火煮熟食之加沙糖二三两入內丸尤佳

○一方　治膈噎久不納穀者

隔年炊飯乾不拘多少

右一味以急流順水煎煮糜爛取濃汁時時與之待能食後以調脾進食生血順氣之藥調治而安

○稠溪金賢九里年五十三夏秋間得噎証胃脘痛食不下或食下良久復出大便燥結人黑瘦殊甚求予治診其脉右

手關前弦滑而洪關後畧沉小左三部俱沉弦尺帶芤予曰此中氣不足木來侮土上焦濕熱鬱結成痰下焦血少故大便燥結陰火上衝吸門故食不下用四物以生血用四君子以補氣用二陳以祛痰三合成劑加姜炒黄連炒枳實括蔞仁少加砂仁又間服潤腸丸或服丹溪墜痰丸半年服前藥百餘貼病全安

○梅林駱氏婦予妻嫂也年四十九身材畧瘦小勤於女工得膈噎証半年矣飲食絕不進而大便結燥不行者十數日小腹隱隱然疼痛求予治診之六脉皆沉伏予以生桃仁七箇令細嚼杵生韭汁一盞送下片時許病者云胷中畧見寛舒以四物湯六錢加括蔞仁一錢桃仁泥半錢酒蒸大黄一錢酒紅花一分煎成正藥一盞取新温羊乳汁一盞合而服之半日後下宿糞若干明日腹中痛止漸可進

稀粥而少安後以四物湯出入加減合羊乳汁服五六十

貼而安

餩逆二十

韻書餩與噫通氣上逆作聲之名也古方皆以餩為欬逆諸書又多謬以欬嗽為欬逆孫真人又謬以噦為欬逆亦有書為吃逆者皆謬也餩於立切

欬嗽 欬

論

內經曰諸逆衝上皆屬於火丹溪曰餩病氣逆也以其氣自臍下直衝上出於口之名也東垣謂火與元氣不兩立又謂火為元氣之賊古方悉以胃弱言之而不及火且以丁香柿蔕竹茹陳皮等劑治之未審孰為降火孰為補虛人之陰氣依胃為養胃土損傷則木來侮之矣謂之土敗木賊也陰為火所乘不得內相木挾相火之勢故其氣直衝清道而上言胃弱者陰弱也虛之甚也病者見此似為危證依正法而治之者尚不能保其工一而況誤醫者乎雖

然亦有因實而為衄者不可不審或因飲食太過填塞胷中而氣不得升降者或有痰閉於上火起於下而氣不得伸越者有為傷寒熱病陽明內實過期而失下清氣不得升濁氣不得降以致氣不宣通而發衄者凡若此者皆實證也醫者宜專心致意察審虛實而調治之不可妄為處治以夭人之天年也甚甚

脉法

脉浮而緩者易治弦急而按之不鼓者難治

脉結或促或微皆可治　脉代者危

右關脉弦者木乘土位難治

方法　丹溪方法凡六條

丹溪曰大率有痰有氣虛有虛火上衝視有餘不足治之

○痰與食在上者吐之人參芦稀涎散之類

○不定者補之人參白术煎湯下大補丸

○痰用陳皮半夏氣虛用人參白术陰火用黄連黄栢滑石或吐或補隨証施治

肥濕者○欬逆自利滑石甘草黄栢芍藥人參白术陳皮加竹瀝服

○痢疾發呃用人參白术煎湯調益元散頓服能止

活法 ○陳皮竹茹湯治傷寒餘熱未解氣虛發呃

甘草炙一錢 人參二錢 陳皮去白三錢 青竹茹四錢

右細切作一服加生姜三片大棗一枚水煎服

○橘皮半夏生姜湯治氣虛有痰發呃

陳皮 半夏 乾生姜 人參 通草 各

右細切作一服水一盞半煎至一盞去粗温服

胡 ○六君子湯治痰挾氣虛發呃

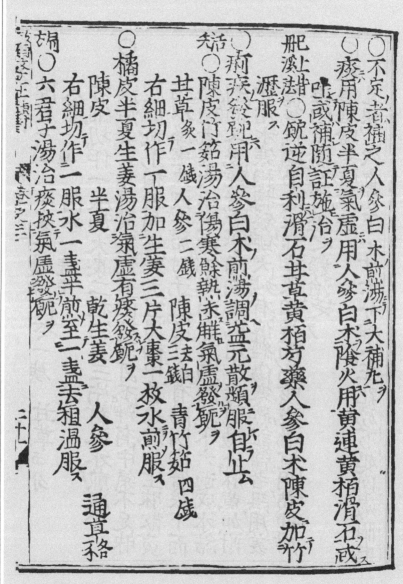

陳皮一錢　半夏一錢半　茯苓一錢　甘草五分

人參一錢　白朮一錢半

右細切作一服加大棗二枚生姜三片新汲水煎服

○丹溪活套云凡傷寒發呃有四證不可不辨有中氣不足脉虛微氣不相續而發呃者宜用補中益氣湯加生脉散黃栢以降虛火或少加附子服之立愈有陽明內實失下而發呃者宜大承氣湯下之而愈有渴而飲水太過成水結胸而又發呃者宜小陷胸湯或用小青龍湯去麻黃加附子治水寒相搏發呃大妙有傳經傷寒熱證醫者誤用姜桂等熱藥助起火邪痰火相搏而爲咳逆者宜用黃連解毒白虎湯及竹瀝之類治之

○祖傳經驗灸咳逆法

乳根二穴直乳下一寸六分婦人在乳房下起肉處陷中

灸七壯即止其效如神

又氣海一穴直臍下一寸半灸三七壯立止

東陽李氏子病傷寒陽明內實醫與補藥治而成譫語十日後召予診其脈長而實大與承氣湯大下之熱退而愈盤松周氏子得傷寒證七日熱退而欬連声不絕舉家彷徨召予診脈六脈皆沉細無力人倦甚以補中益氣湯作大劑加炮附子一錢一日三貼兼與灸乳根氣海一更當日欬止脈亦充而平矣三十一

吞酸

論

內經曰諸嘔吐酸皆屬於熱惟李東垣獨以為寒誠一偏之見也河間原病式曰酸者肝木之味也由火盛制金不能平木則肝木自甚故為酸也如飲食熱則易於酸矣是以肝熱則口酸也或者言為寒者但謂傷生冷硬物而喜噫醋吞酸故俗醫主於溫和脾胃豈知人之傷於寒也則為病熱蓋寒傷皮毛則腠理閉密陽氣怫鬱而為熱證故傷

寒熱在表而以麻黄湯熱藥發散使腠理開通汗泄熱退而愈也凡内傷冷物者或但陰勝陽而為病寒或寒熱相搏怫鬱而為病熱亦有内傷冷物而反病熱得汗泄熱退身涼而病愈也或微而止為中酸俗謂之醋心法宜溫藥散之亦猶傷寒解表之義若久喜酸不已則不宜溫宜以寒藥治之後以涼藥調之結散熱去則氣和矣所以中酸不宜食粘滑油膩者謂能令氣鬱不通暢也恐食物在胃留停蓄熱而自酸宜餐麤食菜蔬能令氣之通利也曰寒曰熱於斯明矣斈者詳之

脉法

脉弦而滑　兩手或浮而弦或浮而滑或沉而遲或伏而洪或洪而數或沉而遲胸中有寒飲洪數者痰熱在膈間時吐酸水欲成胃反也

方法 丹溪方法凡七條

○茱萸丸

吳茱萸去梗湯泡浸半日　陳皮去白　黃芩陳壁土炒各五錢

黃連土炒一兩　蒼朮米泔浸七錢半

右為細末，神曲糊丸如菉豆大，每服二三十丸，津嚥下。

一方茱萸、連二味，隨時令寒熱迭為佐使。寒月倍茱萸，熱月依本方。蒼朮、茯苓為補助，湯浸蒸餅為小丸吞之。

○治酸必用茱萸，順其性而折之。

○食鬱有痰，二陳湯加南星、黃芩之類。

○加味平胃散　治吞酸因食鬱所致。

生料平胃散加炒神麯、炒麥芽，姜棗同煎。

○酸味宜節厚味，必蔬食自養，則病易安。

○吐清水，用蒼朮陳壁土炒、茯苓、滑石炒、白朮、陳皮煎服。

○參萸丸 上可治呑酸下可治自利又云治濕而氣滯者濕熱甚者用之為嚮導

六一散一料 呉茱萸一两制 右為飯丸服

東垣 ○藿香安胃散 治脾胃虛弱飲食入胃嘔吐作酸不待腐熟

藿香 丁香 人參各二錢半 陳皮五錢

右為細末每服二錢加生姜水煎溫服

丹溪 ○加減二陳湯 治痰飲為患嘔吐頭眩心悸或因食生冷硬物脾胃不和時吐酸水

丁香半錢 半夏 陳皮各二錢半 茯苓一錢半

甘草七分半

右細切作一服加生姜三片水煎服

○三因麯朮丸 治中脘宿食留飲酸蜇心痛吐清水

神麯炒三两 蒼朮米泔浸一两半 砂仁一两 陳皮去白一两

右為細末生姜汁別煮神麯糊為丸如梧桐子大每服七十丸姜湯送下

○祖傳經驗治呑酸方

用黄連呉茱萸各一兩右以黄連細切同茱萸以井花水浸七日去茱萸遍將茱萸焙乾每日清晨以米湯下四十九粒

嘈雜證 二十二

論

內經曰胃為水穀之海無物不受若夫濕麵魚腥水菓生冷以及煎煿粘滑難化等物恣食無節朝傷暮損而成清痰稠飲滯于中宮故謂嘈雜噯氣呑酸痞滿甚則為翻胃膈噎即此之由也夫嘈雜之為證也似飢不飢似痛不痛而有懊憹不自寧之況者是也其證或兼噯氣或兼痞滿或兼惡心漸至胃脘作痛實痰火之為患也治法以南星半夏橘紅

之類以消其痰芩連梔子石膏知母之類以降其火蒼朮白朮芎藥之類以健脾行濕壯其本元又當忌口斷慾無有不安者也

脉法

右寸關脉緊而滑　兩寸弦滑胸中有留飲

寸脉橫者膈上有橫積也○右關弦急甚者木乘土位欲作胃反難治

方法　丹溪方法凡八條

丹溪曰此為食積有熱炒梔子姜炒黃連乃必用之藥也

○肥人宜二陳湯少加撫芎蒼朮白朮梔子

○若濕痰氣滯不喜食用三補丸加蒼朮倍香附

○三聖丸治嘈雜神効

白朮四兩　黃連五錢　橘紅一兩

右爲細末神麯糊丸如菉豆大每服五十丸津唾下或姜湯下

○朮連丸　治嘈雜

白朮四兩　黄連四兩半

右爲細末神麯糊丸如黍米大津唾下

○軟石膏丸　治噯氣嘈雜

南星炮製　半夏湯泡　軟石膏煅　香附童便浸　梔子炒

右各等分爲細末粥丸如梧桐子大每服五十丸姜湯下

○麯朮丸　治中脘有宿飲則嘈宿食則酸方見吞酸門

○大抵嘈雜是痰因火動令人心嘈似飢非飢有積有熱也宜用山梔子黄連姜汁炒爲君南星半夏陳皮爲臣熱多加青黛若食鬱有熱梔子與姜炒黄連不可無

痞滿門 二十三

論

內經曰備化之紀其病痞又曰大陰所至為積飲痞膈夫痞滿之證東垣論之詳矣謂太陰濕土主壅塞乃土來心下為痞滿也傷寒下之太早亦為痞滿乃寒傷榮血而然心主血邪入於本故為心下痞仲景以瀉心湯用黃連瀉心下之土邪功效甚速非止傷寒為然至於酒積雜病下之太過亦作痞滿蓋下多則亡陰也亡陰者謂脾胃水穀之陰亡也故胸中之氣因虛而下陷于心之分野故心下痞宜升胃氣以血藥兼之若全用利氣之藥導之則痞尤甚痞甚而復下之氣愈不降必變為中滿鼓脹皆非其治也又有虛實之異如實

痞大便秘者厚朴枳实主之虚痞大便利者芍藥陳皮主之如飲食所傷而為痞滿者宜消導其胸中窒塞之氣上逆兀兀欲吐者則宜吐之所謂在上者因而越之是也學者宜詳究焉

脉法

脉經曰痞脉浮堅而下之緊反入裏因作痞

脉濡弱弱反在關濡反在巔微反在上澁反在下微則陽氣不足澁則無血陽氣反微中風汗出而反煩躁澁則無血厥而且寒陽微不可下下則心下痞堅

右關脉多弦弦而遲者必心下堅此肝木尅脾土鬱結涎閉於臟府氣不行則痞

方法 丹溪方法凡二條

丹溪曰痞滿與脹滿不同脹滿内脹而外亦形痞則内覺痞悶而外無脹急之形也蓋由陰伏陽蓄氣血不運而成位

葉二　心下之中腹滿痞塞皆土邪之所為耳有因誤下裏氣虛邪乘虛而入於心之分野有因食痰積不能施行而作痞者有濕熱太甚土來心下而為痞者
○用黄連黄芩枳實之苦以泄之厚朴生姜半夏之辛以散之人參白朮之甘溫以補之茯苓澤瀉之鹹淡以滲之大概與濕同治使上下分消可也

○厚朴溫中湯治脾胃虛弱心腹脹滿疼痛時發時止
厚朴姜汁拌炒　陳皮去白各一兩　茯苓　草荳蔻
甘草　木香各半錢　乾生姜一錢　右細切水煎服

東垣○木香順氣湯治腹脹心腹滿悶
木香　益智　陳皮　蒼朮　草荳蔻各半錢
厚朴姜製　青皮各四分　茯苓　澤瀉　半夏各六分
乾生姜　茱萸各三分　當歸　人參各五分　升麻

柴胡各一錢

右細切作一服水一盞半煎至一盞溫服

○痞有痰挾血成窠囊者用桃仁紅花香附大黃之類治之

○七氣湯治七情所傷憂患鬱結府藏氣不和平心腹痞悶

半夏　茯苓各二錢　厚朴姜制一錢半　紫蘇葉一錢

右細切作一服加生姜三片水一盞半煎至一盞溫服

○大消痞丸治一切心下痞及年久不愈者

乾生姜　神麯炒　甘草炙各二錢　朱苓二錢半

澤瀉　厚朴姜汁拌炒　砂仁各三錢　半夏湯泡七次去皮臍

陳皮去白　人參各四錢　枳實五錢去穰麩炒

黃連陳壁土炒　黃芩如連制各六錢　姜黃　白朮各一兩

右為細末湯浸蒸餠為丸如梧桐子大每服五十丸至一百丸空心白湯下

東垣 ○失笑丸 一名枳實消痞丸 治右關脉弦，心下虛痞，惡食懶倦，開胃進食。

乾生姜一錢　甘草炙　麥糵麪炒　白茯苓

白术各二錢　半夏麯　人參各三錢　厚朴姜制四錢

枳實麩炒黄色　黄連各五錢

右為細末，蒸餅為丸如梧桐子大，每服七八十丸，白湯下。

東垣 ○消痞湯 一名木香化滯湯 治因憂氣鬱結中脘，腹皮裏微痛，心下痞滿，不思飲食。

川歸　枳實炒各四分　陳皮　生姜

木香各六分　柴胡七分　甘草炙　草荳蔻麪包煨各一錢

半夏一錢　紅花一分

右細切作一服，加生姜三片，水二盞，煎至一盞，溫服。

○黄連消痞丸 治心下痞滿，壅滯不散，煩熱喘促不安

澤瀉　姜黄各一錢　乾生姜二錢　甘草炙　茯苓
白术各三錢　陳皮五錢　朱苓去黑皮五錢
枳實麩炒黄色七錢　半夏湯泡七次九錢　黄連一兩
黄芩二兩炒
右為細末，蒸餅為丸，如梧桐子大，每服五十丸，白湯下。

黄芩利膈丸　除胷中熱，利膈上痰。

生黄芩　炒黄芩各一兩　半夏　黄連各五錢
澤瀉五錢　南星　枳殼麩炒去穰　陳皮去白各三錢
白术二錢　白礬一錢　今加蘿蔔子五錢炒
小皂角一錢
右為細末，湯浸蒸餅為丸，如梧桐子大，每服五十丸，白湯下。忌酒濕麪魚腥。

丹溪活套云：凡心下痞滿，須用枳實黄連。如肥人心下痞内有湿飲宜蒼朮半夏硇砂茯苓滑石之類○如痩人心下痞乃欝熱在上焦宜枳實黄連以導之葛根升麻以發之○如人飲食後因冒風寒飲食不消而作痞滿宜呉茱萸縮砂藿香草豆蔻之類温以化之○如脾氣虚弱轉運不調飲食不化而作痞者宜白朮山査神麯麥芽之類以消之○又曰痞滿之証不一有傷寒下早而作痞者枳殻桔梗湯小陥胸湯之類○有因酒食填塞胸中而作痞者保和丸東垣枳實導滞丸木香化滞湯之類○傷寒下多則亡陰而痞者四物湯加參苓白朮升麻柴胡少佐以陳皮枳殻之類除之○或大病後元氣未復而胸滿氣短者補中益氣湯陳皮枳朮丸木香枳朮丸之類○夫痞滿之証不可執一全在活法詳脉証虚實而調之可也

山頭沉三十一弌年三十餘身材肥盛夏秋間因官差丈量

田地辛苦至冬間得痞滿証而胸中飽悶不能臥欲成脹滿証歷數醫者皆與疎氣耗散之藥皆不効十二月初旬召予診治兩手關前皆浮洪而弦濇兩關後脉皆沉伏予曰此膈上有稠痰脾土之氣敦阜肝木鬱滯而不伸當用吐法木鬱達之之理也奈何值冬月降沉之令未可行此法且先與豁痰疎肝氣瀉脾胃敦阜之氣用平胃散加半夏茯苓青皮川芎草龍胆香附砂仁柴胡黄連瓜蔞子等藥病退之十有三四待次年二月初旬為行倒倉法平安

腹脹 二十四

論

内經曰諸濕腫滿皆屬於脾又曰諸腹脹大皆屬於熱夫脾虚不能制水水漬妄行故通身面目手足皆浮而腫名曰水

腫或腹大如鼓而面目四肢不腫者名曰脹滿又名鼓脹皆脾土濕熱為病腫輕而脹重也丹溪曰心肺陽也居上腎肝陰也居下脾居中亦陰也屬土經曰飲食入胃游溢精氣上輸於脾脾氣散精上歸於肺通調水道下輸膀胱水精四布五經並行是脾具坤靜之德而有乾健之運故能使心肺之陽降腎肝之陰升而成天地交之泰是為平人今也七情內傷六淫外侵飲食不節房勞致虛脾土之陰受傷轉輸之官失職胃雖受穀不能運化故陽自升陰自降而成天地不交之否清濁相混隧道壅塞濕鬱為熱熱又生濕濕熱相生遂成脹滿經曰鼓脹是也以其外雖堅滿中空無物有似於鼓膠固難治又名蠱者若蟲侵蝕有蠱之義理宜補脾又須養肺金以制木使脾無賊邪之慮滋腎以制火使肺得清化之令却鹽味以防助邪斷妄想以保母氣遠音樂戒暴怒無有不安

醫者不察急於獲效病者苦於脹滿喜行利藥以求通快殊不知寬得一日二日復脹愈甚真氣已傷去死不遠矣俗謂氣無補法者以其痞滿壅塞以難於補不思正氣虛而不能運行邪滯著而不出所以為病經曰壯者氣行則愈怯者著而成病氣虛不補邪何由退病何由安且此病之起固非一年根深蒂固欲取速效自求禍耳知王道者可與語此其或受病之浅脾胃尚壯積滯不固者惟可略與疏導而不可峻與利藥也

愚按先生此論精明殆尽誠千古不易之定識也及視東垣脹滿論又以藏寒生滿病立說引脉經胃中寒則脹滿之語以為之証愚恐南北風土寒熱不同雖以一余而論錯然是嘗按用潔法活人多矣是以東垣之論不與脗合故不敢擇其育以為後人之慮也

脉法

脉經曰其脉大堅以濇者脹也

脉經曰關上脉虛則内脹　遲而滑者脹
脉盛而緊者脹　虛而緊濇者脹
或弦而遲或浮而數皆脹也
丹溪曰水腫脉多沉伏病陽水兼陽証脉必沉數○病陰水
兼陰証脉必沉遲○煩渇小便赤澁大便秘結此為陽水
不煩渇大便溏小便少而不赤澁此為陰水
脉沉而滑為風水　脉浮而遲弦而緊皆為腫也
水病腹大如鼓脉實者生虛者死洪大者生微細者死
腹脹便血脉大時絶劇脉小疾者死
中惡腹大四肢腫脉大而緩者生浮而緊者死
緊而帯濇俱絶面浮腫者死
唇腫齒焦者死　卒唇腫面蒼黒者死
掌腫無紋者死　臍腫凸出者死

缺盆平者死　陰囊莖俱腫者死
脉絶口張足腫者死　足趺腫膝如斗者死

方法　丹溪方法凡八條

丹溪曰古方惟禹餘粮丸制肝補脾殊為切當然亦須隨時隨證加減二友人得脹疾自制此藥服之予曰温熱之藥多且煆煉之火尚存宜自加減彼不聽服之一月口鼻出血骨立而死

〇朝寛暮急血虚暮寛朝急氣虚朝暮急氣血俱虚

〇治腫脹大法宜補中行湿利小便以人参白朮為君蒼朮陳皮茯苓為臣黄芩麥門冬為使以制肝木少加厚朴以消腹脹氣不運加木香木通氣下陷加升麻柴胡提之血虚加補血藥痰盛加利痰藥隨證加減用之無不効者

〇盧氏醫鏡以水腫隷於腎肝胃而不及脾又肺金盛而生水

水溢妄行豈理也哉夫脾土受病肺為之子固不能自盛而生水然肺金氣清而能生水則滋長腎陰奉行降令為生化之源何病腫之有今為腫之水乃腐濁之氣滲透經絡流注谿谷灌入隧道血亦因之而化水欲藉脾土以制之道齎氣以利之殊不知脾病則金氣衰木寡於畏而來侮土脾欲不病不可得矣治法宜清心經之火補養脾土全運化之職肺氣下降滲道開通其敗濁之氣稍清者復回而為氣為血為津液敗濁之甚者在上為汗在下而為溺以漸而分消矣

○腰已上腫者宜發汗腰已下腫者宜利小便此仲景之法

○東垣曰宜以辛散之以苦瀉之以淡滲利之使上下分消其濕正所謂開鬼門潔淨府開鬼門者謂發汗也潔淨府者利小便也

○產後浮腫必大補氣血少佐以蒼朮茯苓使水自降大劑白朮補脾壅滿者用半夏陳皮香附監之有熱當清肺金麥門冬黃芩之屬

已上丹溪○熱水腫用山梔子仁炒爲末米飲調下三五錢若胃脘熱病在上者連殼用

局方○禹餘粮丸治中滿氣脹喘滿及水氣脹

蛇含石煅三兩 針砂五兩 禹餘粮三兩同針砂炒

已上三味爲主其次量人虛實入下項藥

木香 牛膝 蓬莪朮 白蒺藜

桂心 川芎 茴香 白芷

三稜 羌活 茯苓 乾姜

青皮 陳皮 附子 當歸各五

右爲末湯浸蒸餅爲丸如梧桐子大每服五十丸空心溫

酒下

局方

○絜矩三和湯

陳皮去白　紫蘇　甘草炙各七分　厚朴製姜

檳榔　白朮各一錢　海金砂四分　木通三分

右細切作一服加生姜三片水煎服

嚴氏

○濟生紫蘇湯專治憂膈過度致傷脾肺心腹膨脹喘促胸滿腸鳴氣走漉漉有聲大小便不利脉虛而緊澀

紫蘇子一兩研　白朮二錢　人參一錢　大腹皮酒洗

草菓仁　半夏　厚朴　木香

陳皮　枳殼麩炒黄色　甘草炙各五分

右細切作一服加生姜三片大棗一枚水煎溫服

東垣

○木香順氣湯治濁氣在上則生䐜脹

木香三分　厚朴四分　青皮　陳皮

益智　茯苓　澤瀉　乾生姜
半夏各貳分　川歸五分　升麻一分　吳茱萸二分湯泡
柴胡一分　蒼朮五分　白朮一錢　草荳蔻三分
右細切作一服，水二盞，煎至一盞，溫服。

東垣○中滿分消丸　治中滿鼓脹、氣脹、水脹、熱脹。此非寒脹類

黃芩去朽細剉一兩炒二次二錢　黃連　枳實麩炒黃色
半夏湯泡七次去皮臍各五錢　姜黃　白朮
人參各三錢半　甘草炙　朱苓去黑皮各一錢　乾生姜
白茯苓　砂仁各二錢　厚朴姜制五錢　知母去毛酒炒
澤瀉　陳皮去白各三錢
右為細末，蒸餅糊丸，如梧桐子大，每服百丸，焙熱白湯或淡姜湯下。

朱苓者豬苓

東垣○廣朮潰堅湯　治中滿腹脹，內有積塊，堅硬如石，令人坐臥

不停二便澁滯上氣喘促或遍身虛腫上

厚朴制薑　黃芩　黃連　益智

草荳蔻　當歸各五分　半夏七分　廣朮

升麻　紅花　吳茱萸各二分　生甘草

柴胡　澤瀉　神麯炒　青皮

陳皮各三分　渴加乾葛四分

右細切作一服加生姜三片水二盞煎至七分去渣食遠忌

酒醋濕麪之後中滿減半止有積塊未消再服後藥

○半夏厚朴湯

紅花　蘇木各半分　木香　青皮各二分

吳茱萸　乾生姜　黃連各一分　肉桂

蒼朮　白茯苓　澤瀉　柴胡

陳皮　生黃芩　草荳蔻　生甘草各三分

白朮　木猪苓去皮　澤瀉　甘草

木通　赤茯苓各五分　木香　檳榔各三分

陳皮去白一錢　官桂二分　滑石三錢

右細切作一服加生姜三片水一盞半煎至一盞溫服

河間○二氣散治水氣蠱脹滿悶

白丑　黑丑各二錢

右為細末外用大麥麪四兩同一處拌勻做燒餅臨臥用

茶清一盞下降氣為驗

河間○牽牛丸治一切濕熱腫滿等證

黑丑　黃芩　大黃　檳榔

滑石各等分

右為細末酒煮麪糊為丸如梧桐子大每服五丸至七丸

生姜湯下食後服看虛實加減丸數

河間○三花神祐丸治中滿腹脹喘嗽淋閟一切水濕腫滿濕熱腸垢陳積變生諸疾久病不已黃瘦困倦氣血壅滯不得宣通或風熱燥鬱肢體麻痺走注疼痛風痰涎嗽頭目旋運瘧疾不已癥瘕積聚堅滿痞悶酒積食積一切痰飲嘔逆及婦人經病不快帶下淋瀝無問赤白并男婦傷寒濕熱腹滿實痛久新瘦弱俗不能辨兼瀉新舊腰痛并一切下痢及小兒驚癖積熱乳癖膜滿並宜服之

甘遂　大戟各五錢　大黃一兩　芫花醋拌濕炒五錢

輕粉一錢另包不研　黑丑二兩取頭末一兩淨

右為細末同輕粉拌勻滴水為丸如小豆大初服五丸每服五丸溫水下日三服加至快利為度利後却又常服病去乃止設病愈後惟老弱久病虛人勿服平人常服保養宣通氣血消進飲食病痞悶極甚者便多服則頻攻不開

轉加痛悶宜初服一丸每服加一丸至快利為度以意消息小兒丸如麻子大隨強弱大小增減丸數三四歲者三四丸依前法服

河間○宣明雞屎醴飲（出素問腹中論）治鼓脹旦食則不能暮食痞滿壅塞難當

大黃　桃仁去皮尖　乾雞屎

右各等分為細末每服二錢水一盞生姜三片煎湯調下食遠臨卧服

○丹溪活套云凡腹脹須用姜制厚朴肥人腹脹必用利濕蒼术茯苓滑石海金砂之類○色白人腹脹必是氣虛用人參白术白茯苓之類○瘦人腹脹是熱必用黃連黃芩梔子厚朴之類○如因有故蓄血而腹脹者用桃仁紅花甚者用抵當湯丸之類○如因食積而腹脹者保和丸加木

香檳榔阿魏之類○有熱鬱而脹者木香檳榔丸之類下之○有寒積欝結而脹者局方丁香脾積丸東垣三稜消積丸之類○如因外寒鬱內熱而腹脹者用藿香官桂升麻乾葛之類○如因多怒鬱氣而脹者宜用蒼木撫芎香附青皮芍藥柴胡及龍薈丸之類○凡腹脹初得是氣脹宜行氣疎導之劑木香檳榔枳殼青皮陳皮厚朴之類○久則成水脹宜行濕利水之劑

○祖傳經驗雞屎醴治鼓脹氣脹水脹等證

羯雞屎一升

右一味研細炒焦色地上出火毒再研極細百沸湯三升淋汁每服一大盞調木香檳榔末各一錢日三服空腹服以平為期

○又經驗方治腫脹或通身水腫或腹大堅滿

三稜　莪朮（醋浸各炒用）　陳皮（去白）　青皮　砂仁
羗活　防己　澤瀉　連翹　檳榔（各三錢）
甘遂（半二錢）　[illegible]目　木香　乾漆（炒各一錢）　白丑
黑丑頭末（各二兩取頭末九錢）　大黃（八錢）　雙頭連（三錢）
右研爲細末，麪糊爲丸如梧桐子大，每服三錢重，空心溫
酒送下，以利爲度，病退即止。藥忌甘草、菘菜、鹽醬。
○又經驗桃奴丸　治婦人或室女月經不通，漸成脹滿，及男子
墜馬跌撲損傷，以致瘀血停積，成血蠱病，皆能治之。
桃奴（桃樹上乾桃小而不落者也，十二月收用）　猳鼠糞（兩頭尖者是雄鼠糞也）
玄胡索　肉桂　香附子　五灵脂
砂仁　桃仁（去皮尖，各等分）
右爲末，每服三錢，溫酒調下。
○予族人一兄，素嗜酒，年五十得腫脹病，通身水腫，腹脹尤

甚小便澁而不利大便滑泄召予治予曰若戒酒色鹽醬此病可保無危不然去生漸遠兄曰自今日戒甚予以丹溪之法而以參朮為君加利水道制肝木清肺金等藥十貼而小水長大便實腫退而安又半月有二從弟平日同飲酒者曰天民弟素不飲酒山中之鹿耳我與兄水中之魚也鹿可無水魚亦可無水乎三人遂痛飲沉醉而止次日病作甚於前復來求治予曰不可為矣挨過一月而逝

○梅林妻姪孫驟得一二得腫脹証亦令戒前四事用前法服藥四五十貼而愈頗安五年一日嘆曰人不吃鹽醬與死何異遂開鹽十數日後舊病大作再來求治不許又告欲[illegible]閤倉法予曰脾虛之甚此法不可行於今日也踰月腫脹而死予用丹溪之法治腫脹愈者多矣不能盡述特書此二人不守禁忌者以為後人病此者之戒云

積聚 二十五

論

內經曰積聚留飲痞膈中滿濕積霍乱吐下癥瘕堅硬腹滿皆太陰濕土乃脾胃之氣積聚之根也難經曰積者陰氣也聚者陽氣也故陰沉而伏陽浮而動氣之所積名曰積氣之所聚名曰聚故積者五藏所生聚者六府所成也夫所謂積者陰氣也其始發有常處其痛不離其部上下有所終始左右有所窮處謂聚者陽氣也其始發無根本其痛或隱或見上下無所留止痛發無所定位是故肝之積名曰肥氣在右脇下如覆杯有頭足久不愈令人發欬逆痎瘧連歲不已心之積名曰伏梁起臍上大如臂上至心下久不愈令人煩心脾之積名曰痞氣在胃脘右側覆大如盤久不愈令人四肢不收發黃疸飲食不為飢膚肺之積名曰息奔在右脇下大

如覆杯久不愈令人洒淅寒熱喘咳發肺壅腎之積名曰奔豚在小腹上至心下若豚狀或上或下無時久不愈令人喘逆骨痿少氣東垣曰鍼經云其成積者盖厥氣生足悗悗生脛寒脛寒則血脉凝澁故寒氣上入腸胃所以腹脹腹脹則腸外之汁沫迫聚而不得散日以成積矣或盛食多飲則脉傷若起居不節用力過度則陽絡脉傷陽絡脉傷則血外溢血外溢則衂血陰絡脉傷則血内溢血内溢則便血腸胃之絡脉傷則血溢於腸外腸外有寒汁沫與血相摶則氣聚而成積矣或外中於寒内傷於憂怒則氣上逆氣逆則六腧不通温氣不行凝血藴裹不散津液凝澁滲着不去而成積矣又曰生於陰者盖憂思傷心重寒傷肺忿怒傷肝醉以入房汗出當風則傷脾用力過度入浴則傷腎此内外三部之所生病也故難經中說五積各有其名如肝積曰肥氣在左脇下

如杯而臍左有動氣按之牢若痛者是無定是非也餘積皆然治者當察其所痛以知其應有餘不足可補則補可瀉則瀉毋逆天時詳藏府之高下如寒者熱之結者散之客者除之留者行之堅者削之按之摩之酸以軟之苦以瀉之全其真氣而補益之隨其所利而行之節飲食慎起居和其中外可使必已不然徒以大毒之劑攻之積不能除反傷正氣終難復也可不慎與

脉法

脉經曰脉來細而附骨者積也（細作結脉經有此四字）在寸口積在胸中微出寸口積在喉中在關上積在臍傍上關上積在心下微下關積在小腹尺微積在氣衝脉出在右積在右脉出在左積在左脉兩出積在中央各以其部處之也

脉來小沉而實者脾胃中有積聚不下食食則吐

肺積脉浮而毛按之辟易　心積脉沉而芤上下無常處

肝積脉弦而細　腎積脉沉而急

脉沉重而中散者因寒食成積

脉左轉而沉重者氣癥積在胸中

脉右轉出不至寸口者內有肉癥也

方法凡六條　丹溪方法

丹溪曰塊乃有形之物氣不能成形痰與食積死血也在中為痰飲在右為食積在左為死血大法鹹以軟之堅以削之行氣開痰為主

○治積塊丸用海石三稜莪朮香附肥醋煮桃仁紅花五靈脂之類為丸石鹻白朮湯下

○黃蜀葵根煎湯入人參白朮青皮陳皮甘草梢牛膝煎成膏入細研桃仁玄明粉各少許熱飲之二服當見塊下病重

者補接之後加減再行

○石鹻去痰積食積洗滌垢膩有功

○瓦壟子能消血塊次能消痰（瓦壟子即蚶殼也盧尚書移鎮嶺南改蚶名瓦壟子以其殼上有棱如瓦屋故名之耳出嶺表異錄）

○積塊不可專用下藥徒損其氣病亦不去當消導使之鎔化其死血塊去須大補

○三聖膏貼積塊

用未化石灰半斤為末瓦上炒微紅提出候熱稍減入大黃末一兩炒熱仍提出入桂心末五錢略炒以米醋熬成膏厚攤烘熱貼之

○琥珀膏　用大黃朴硝各一兩為末以大蒜搗膏貼之

○阿魏丸治肉積成塊

阿魏　山查各一兩　連翹五錢　黃連六錢半

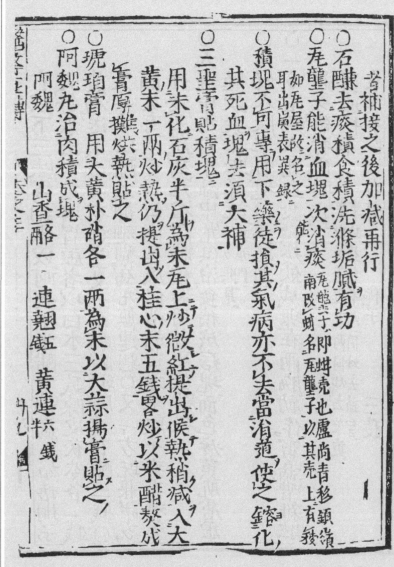

右以下三味爲細末以阿魏用米醋煮糊爲丸如梧桐子大每服五十丸脾胃虛者以白术三錢陳皮茯苓各一錢煎湯送下○一方加半夏一兩（以醋浸同煮透曬乾用）石鹻三錢○又一方以醋煮神麴糊爲丸無連翹○又一方既集諸方而又有瓜蔞貝母南星風化硝胡黃連萊菔子麥蘖乾薑汁浸蒸餅爲丸治諸般積聚用者更宜詳之

○大溫中丸○小溫中丸俱治食積成痞塊面色痿黃肌膚虛腫飲食無味等證（二方俱見黃疸門）

○凡婦人腹中有塊多屬死血

○一方治婦人死血食積痰飲成塊在兩脇動作雷鳴嘈雜眩運身熱時作時止

黃連一兩半（一半以吴茱萸半兩同炒去茱萸○一半以益智半兩同炒去益智）

萊菔子一兩半（炒）　台芎　梔子　三稜

莪朮(醋煮) 麥麯(炒) 桃仁(去皮尖各五錢) 香附(童便浸焙乾)
山查(各一兩)
右為細末蒸餅為丸如梧桐子大每服五十丸姜湯下

○一方治婦人血塊如盤有孕難服峻藥
香附(醋煮四兩) 桃仁(一兩去皮尖) 海石(醋煮二兩) 白朮(一兩)
右為細末神麯糊丸服

○凡痞塊在皮裏膜外須用補氣藥及香附開之兼二陳湯加
須斷厚味為要

○倒倉法用肥嫩黄牡牛肉二三十斤切成小片去筋膜長流水煮糜爛以布濾去渣滓取淨汁再入鍋中慢火熬至琥珀色則成劑矣令病者預先斷慾食淡前一日不食晚飯設密室一間明亮而不通風處行之置穢桶及瓦盆貯吐下之物一磁瓶盛所出之溺令病者入室以汁飲一杯

少時又飲一杯積数十杯寒月則重湯溫而飲之任其吐利病在上者欲其吐多病在下者欲其利多病在中者及在上復在下者欲其吐利俱多全在活法而為之緩急多寡也視所出之物必盡病根乃止吐利後必渴甚不得與湯以所出之溺飲之名輪廻酒非惟可以止渴抑且可以蕩滌餘垢行後倦睡覚飢先與稠米飲次與淡稀粥三日後方可與小菜羹次與畧厚粥軟飯調養半月或一月自覚精神渙發形体輕健沉痾悉安矣其後須忌牛肉数年夫牛坤土也黄土之色也以順為性而効法乎乾以為功者牡之用也肉者胃之藥也熟而為液無形之物也横散入肉絡由腸胃而滲透肌膚毛竅爪甲無所不入也積聚久則形質成依附腸胃廻薄曲折處以為栖泊之窠臼阻礙氣血津液熏蒸燔灼成病自非刮腸剖骨之神妙孰可以銖

兩丸散窺犯其藩當户牖乎肉液之散溢腸胃受之其厚皆倍於前有似乎臆其廻薄曲折處肉液充滿流行有如洪水泛漲其浮槎陳朽皆推逐其瀁瀁順流而不可停留在表者因吐而汗其清道者自吐而涌濁道者自泄而去凡屬滯碍一洗而盡牛肉全重厚和順之性盎然渙然潤澤枯槁補益虛損宜無精神渙發之樂乎正似武王克商散財發粟以賑殷人之仰望也其方得於西域之至人凡人於中年後行一二次亦却疾養壽之一助也

夫倒倉法全藉自飲輪廻酒十數杯以祛逐餘垢迎接調匀新布榮衛使臓氣肓膜生意敷暢有脫胎換骨之功也多嫌其穢因致中綴而功虧一簣若非明物理通造化者其肯視為美醞良味乎（此段乃丹溪所論也）

愚按内經謂脾胃者倉廩之官五味出焉大腸者傳道

之官變化出焉小腸者受盛之官化物出焉今詳此法名為倒倉謂傾倒倉廩之陳腐也其論中反覆叮嚀之意無非只為腸胃中痰積膠固及化生諸般奇形之蟲誠恐痼疾難療愚嘗屢試明驗惟脾胃與大小腸有食積痰飲而為腹痛痞癖食瘧黃疸痔漏惡心噯氣嘈雜吞酸等證行之無不應手獲効其餘一切氣血虛損與夫反胃膈噎鼓脹癆瘵大風真病已成及肥白氣虛之人或一切諸候脉虛軟無力者切不可輕試以自招咎近世丹溪有謂咯血吐衄久病嘗用此法而愈者蓋必其胃中痰火太盛而真氣壯實未虧亦在丹溪之高見親手用之則可今人效顰而妄以似是而非者行之是乃徒取謗於他人而反謗以丹溪之法不甚信也慎之慎之

濟生方大七氣湯治積聚狀如癥瘕隨氣上下發作有時心腹疞痛上氣窒塞小腹脹滿

益智　陳皮　京三稜

東垣○蒼朮潰堅湯治有積塊堅硬如石形大如盤令人坐卧不安中滿腹脹方見腫脹門

東垣○半夏厚朴湯治証同前方見腫脹門

○三因散聚湯治九氣積聚狀如癥瘕隨氣上下發作有時心腹疞痛攻刺腰脇小腹䐜脹大小便不利

半夏　檳榔　川歸各四分　陳皮

杏仁去皮尖另研　桂心　茯苓各一錢　甘草炙

附子泡　川芎各五分　枳殼麩炒　厚朴薑制

吳茱萸湯泡去梗焙乾各一錢五分　大黃酒拌濕蒸半錢或一錢大便利即止勿入

右細切作一服加生姜三片水二盞煎至一盞溫服

○千金硝石丸止可磨塊不令人困須量虛實用之

硝石六兩　大黃八兩另研　人參　甘草各三兩

右為細末以三年陳米醋三升置磁器中以竹片作準每

蓬朮 香附子炒各一兩半 桔梗 肉桂 藿香葉 甘草炙各 青皮各 分

右㕮咀每服五錢水煎

異本有此方恐非値據編集者

入一升作一刻先入大黄不住手攪使微沸盡一刻乃下䗪餘藥又盡一刻微火熬使可丸如雞子黄大每服一丸白湯化下或丸如梧桐子大每服三五十丸服後下如雞肝或如米泔赤黒色等物乃効下後忌風冷宜歠粥將息

○局方妙香丸治久年陳積方見火門

○導氣枳殻丸治氣結不散心胸痞痛逆氣上攻分氣逐風功莫盡述

枳殻麩炒去穰　木通炒　青皮　陳皮去白

桑白皮炒　萊菔子炒　白丑炒　黒丑炒

莪术煨　茴香炒　京三稜泡

右各等分為細末薑汁調麪煮糊為丸如梧桐子大每服三十丸煎橘皮湯下

○木香三稜丸治一切氣悶胸膈痞滿榮衛不和口吐酸水

嘔逆惡心飲食不化脇肋疼痛噎膈久新並皆治之

青木香　破故紙　茴香　黑丑

甘遂　芫花　大戟　京三稜炮

蓬莪朮　川練子　葫蘆巴　巴戟已上各一兩

巴豆二十一粒去油　陳倉米三合與巴豆一處同炒黑　砂仁一兩半

右細切用好米醋二升除砂仁木香外餘藥入醋中浸一宿入鍋內煮醋盡乾爲度同木香砂仁爲細末醋煮麪糊爲丸如菉豆大每服五丸或七丸食後服看虛實大小加減丸數隨湯水任下

○東垣草豆蔻丸　治酒積或傷寒冷之物胃脘痛咽膈不通

草豆蔻麪裹煨　白朮各一兩　大麥蘗　神麯炒各

黃芩　半夏各半兩　枳實麩炒二　陳皮

青皮　乾生姜各二錢　炒鹽五錢

右為極細末，湯浸蒸餅為丸，如菉豆大，每服一百丸，熟水下。

愚按：此方乃飲酒過度，恣食寒涼之物，有痰癖積飲在胸膈間作痛者之所宜也。

○肥氣丸　治肝之積，名曰肥氣，在左脇下，如覆杯，有頭足，久不愈，令人發欬逆痎瘧，連歲不已。

厚朴姜制，五錢　黄連七錢　柴胡一兩　川椒四錢
巴豆霜五分　乾姜泡，五分　川烏泡，二分　皂角去皮弦，炙，一錢半
白茯苓一錢半　廣茂泡，二錢半　人參二錢半　甘草炙，三錢
昆布酒洗，二錢半

右件除茯苓、皂角、巴豆霜另研末外，諸藥共為極細末，和匀，煉蜜為丸，如梧桐子大。初服二丸，一日加一丸，二日加二丸，漸漸加至大便微溏，再從二丸起，加服之，周而復始，積

减大半，勿服。

〔東垣〕○伏梁丸　治心之積，名曰伏梁，起臍上，大如臂，上至心下，久不愈，令人煩心。

黃連一兩半　厚朴薑制　人參各五錢　黃芩三錢

桂枝錢　乾薑泡　菖蒲　巴豆霜各五分

紅豆蔻二分　川烏頭炮五分　茯神　丹參炒，各一錢

右件除巴豆霜外，爲細末，另研巴豆霜旋入末和勻，煉蜜丸如梧桐子大，服如上法，淡黃連湯下。秦艽無三字

〔東垣〕○痞氣丸　治脾之積，名曰痞氣，在胃脘右側，覆大如盤，久不愈，令人四肢不收，發黃疸，飲食不爲肌膚。

厚朴薑制四錢半　黃連八錢　茱萸三錢　黃芩二錢

白茯苓　人參　澤瀉各一錢　川烏炮五分

川椒五分　茵陳酒炒　乾姜泡　砂仁各一錢半

白朮二分　巴豆霜四分　桂皮四分

右件除巴豆霜另研茯苓另末旋入外為細末和匀煉蜜丸如梧桐子大服如上法淡茸草湯下

嗽塡

○息賁丸治肺之積名曰息賁在右脇下大如覆杯久不愈令人洒淅寒熱喘咳發肺壅

厚朴八錢姜制　黃連一兩二錢炒　乾姜泡　白茯苓

川椒炒　紫菀各一錢半　川烏泡　桔梗去芦

白豆蔻　陳皮去白　京三稜泡　麥門冬

人參二錢　青皮五分　巴豆霜四分

右件除茯苓巴豆霜各另研旋入外為細末和匀煉蜜丸如梧桐子大服如上法淡姜湯送下已上四方秋冬加厚朴減黃連四分之一

○奔豚丸治腎之積名曰奔豚發於小腹上至心下若豚狀或

上或下無時久不愈令人喘逆骨痿少氣及治男子內結七疝女人瘕聚帶下

厚朴薑製 黃連五錢 白茯苓 澤瀉

菖蒲各二錢 川烏泡 丁香各五分 苦楝三錢酒煮

玄胡索一錢半 全蝎 附子炮 獨活各一錢

肉桂一分 巴豆霜五分

右件除巴豆霜茯苓各另研為末旋入外為細末和勻煉蜜丸如梧桐子大淡鹽湯下服如上法

二十六

論

內經曰飲食飽甚汗出於胃驚而奪精汗出於心持重遠行汗出於腎疾走恐懼汗出於肝搖體勞苦汗出於脾又曰久視傷血久臥傷氣久坐傷肉久立傷骨久行傷筋若夫七情

五心之火飛越男女聲色之慾過淫是皆虚損之所由也機要曰虚損之疾寒熱因虚而感也感寒則損陽陽虚則陰盛損自上而下一損損于肺皮聚而毛落二損損于心血脉虚少不能榮于藏府婦人則月水不通三損損于胃飲食不為肌膚治宜以辛甘淡過於胃則不可治矣感熱則損陰陰虚則陽盛損自下而上一損損于腎骨痿不能起于床二損損于肝筋緩不能自收持三損損于脾飲食不能消尅治宜以苦酸鹹過於脾則不可治矣又曰心肺損而色弊腎肝損而形痿難經曰治損之法損其肺者益其氣損其心者補其榮血損其脾者調其飲食適其寒溫損其肝者緩其中損其腎者益其精是皆虚損病因治法之大要也學者詳之

脉法

脉經曰脉來軟者為虚緩者為虚微者為虚

弱者為虛弦者為中虛脉來細而微者血氣俱虛
脉小者血氣俱少
要略曰脉芤者為血虛　脉沉小遲者脫氣
又曰血虛脉大如葱管　又曰脉大而芤者脫血

方法

丹溪曰天為陽而運於地之外地為陰而居乎中天之大氣舉之日實也屬陽而運於月之外月缺也屬陰禀日之光以為明人受天地之氣以生天之陽氣為氣地之陰氣為血故陽常有餘而陰常不足氣常有餘而血常不足也又曰經曰精不足者補之以味味陰也補精以陰求其本也然味乃如穀菽菓菜出於天賦自然冲和之味故有食人補陰之功非醯醬烹飪調和偏厚之味出於人為者也經曰陰之所生本在五味非天賦之味乎曰陰之五宮傷在

五味非人為之味乎善攝生者不可謂味以補精而遂恣於口腹以自速其禍也又曰形不足者溫之以氣溫養也溫存以養使氣自充氣充則形完矣曰補曰溫各有其旨局方悉以温熱藥佐輔名曰溫補豈理也哉又曰人年老或虛損精血俱耗陰不足以配陽孤陽幾於飛越天生胃氣尚爾留連又藉水穀之陰故羈縻而定耳局方用溫劑劫虛蓋脾得溫而食進故亦暫可夫質有厚薄病有淺深設或失手何以收救吾寧稍遲計出萬全溫劑補虛其不敢用

○丹溪治老人虛損但覺小水短少即是病進宜以人參白朮為君牛膝芍藥為臣陳皮茯苓為佐春加川芎夏加黃芩麥門冬秋冬加當歸身倍生薑一日或一貼或二貼小水之長若舊乃止此老人養生之捷法也（此丹溪養母之法也）

局方○四君子湯治氣虛

人参半錢　白朮　茯苓各二錢　甘草一錢

右細切作一服水煎如自汗或小水利者去茯苓加黃芪二錢無汗小水不利者只依本方

局方○四物湯治血虛

川歸二錢　川芎　芍藥各一錢半　熟地黃二錢

右細切作一服水煎服春倍川芎夏倍芍藥秋倍地黃冬倍當歸

○八物湯治氣血兩虛

四君子合四物湯共為一劑如上法加減煎服

○六君子湯治氣虛挾痰方見餩逆門

○局方十全大補湯治氣血俱虛而挾寒暑

人参　黃芪　甘草　白茯苓

當歸 白朮 白芍藥 肉桂

熟地黃 芎藭各等分

右細切每服一兩重加生姜三片大棗一枚水二大盞煎至一盞溫服加減法宜詳前論

○大補陰丸 降陰火補腎水

黃栢鹽酒拌新瓦上炒褐色 知母去毛酒拌濕炒各四兩

熟地黃酒洗焙乾用須用懷慶者佳 龜板酥炙黃各六兩

右細末豬脊骨髓和煉蜜為丸如梧桐子大每服五丸空心姜鹽湯下

丹溪○補陰丸 一名虎潛丸

黃栢半斤如前制 知母去毛酒制炒 熟地黃各三兩 龜板酥炙四兩

白芍藥煨 陳皮 牛膝各二兩 虎脛骨酥炙一兩

瑣陽酥炙 當歸各一兩半

右為細末酒煮羯羊肉為丸塩湯下冬加乾姜半兩

丹溪○加味虎潛丸

人参　黃芪　芍藥煨　黃栢鹽酒炒

當歸酒洗　山藥各一兩　瑣陽酥炙　枸杞子

虎脛骨酥炙　龜板酥炙　兎絲子鹽酒浸三宿細研焙乾入諸藥再研

破故紙炒　杜仲姜汁拌炒絲斷　五味子各七錢半　牛膝去芦酒洗二兩

熟地黃四兩

右為細末煉蜜和猪脊骨髓為丸如梧桐子大每服五六十九溫酒或姜塩湯下

丹溪○滋陰大補丸

川牛膝去芦　山藥各一兩半　杜仲姜汁拌炒絲斷　巴戟去心

山茱萸去核　五味子　白茯苓　肉從容酒浸洗新瓦上焙干

茴香炒　遠志去心甘草煮各一兩　石菖蒲

枸杞子各五錢　熟地黃二兩

右為細末紅棗肉和煉蜜為丸如梧桐子大每服七十丸淡鹽湯或溫酒空心下與上虎潛丸相間服之佳所謂補陰和陽生血益精潤肌膚強筋骨性味清而不寒溫而不熱非造化之精微者未足以議於斯也

新增

○補腎丸

黃柏　龜板各二兩　杜仲各依前制　牛膝

陳皮各二　乾姜五錢冬加　五味子一兩夏用之

右為細末姜汁糊或酒糊為丸服溫酒或白湯空心下

○補天丸

紫河車一具即產後胞衣也古方不分男女世傳男用女胎女用男胎者但以初胎者為勝似為有理若不可得但求肥盛婦人無病者俱可用初取得長流水洗淨去筋膜以蒸籠盛之外以紙糊使不泄氣焙乾要用再以米泔浸一宿焙乾用

右以前補腎丸藥爲末同河車再研極細酒糊爲丸或對取紫河車蒸熟同前藥末搗爛爲丸亦可

○虛勞者當以骨蒸藥佐之一云氣虛加補氣藥血虛加補血藥

○一方用側栢葉烏藥葉俱以酒浸九蒸九曝亦同紫河車爲丸名補腎丸

局方 ○六味地黃丸治腎經虛損久新憔悴盜汗發熱五藏齊損瘦弱虛煩骨蒸痿弱下血咯血等証

乾山藥四兩　山茱萸去核四兩　澤瀉去毛　牡丹皮

白茯苓三兩　熟地黃八兩

右爲細末煉蜜爲丸如梧桐子大每服五十丸白湯下

局方 ○人參固本丸

天門冬去心　麥門冬去心　生地黃二兩　人參去芦二兩

熟地黃二兩

右各焙乾同磨為末勿犯鉄器煉蜜為丸或只以天門冬熟地黃二味量酒浸擣膏同三味末杵千餘下丸如梧桐子大每服五七十丸空心姜塩湯下忌蘿蔔

丹溪○人參膏

人參一味不拘多少去蘆細切量水於銀石器內慢火煎如稠餳磁器盛貯每服 一匙白湯點服

東垣○補中益氣湯治飲食失節勞役所傷暴傷元氣惡寒發熱証似傷寒者方見內傷門

東垣○益胃升陽湯血脫益氣古聖人之法也先補胃氣以助生發之氣故曰陽生陰長諸甘藥為之先務舉世皆以為補殊不知甘能生血從陽而引陰也故先理胃氣盖人之身穀為寶也

柴胡　升麻各二分半　炙甘草　當歸身酒洗

陳皮各五分　人參久嗽不用　炒神麴各七分半　黃芪一錢

白朮一錢半　生黃芩二分

右細切作一服水二盞煎至一盞溫服○如腹中痛每服

加白芍藥五分中桂二分如渴或口燥加葛根三分

嚴氏○芪附湯治陽虛氣弱虛汗大出不止肢體倦怠

川附子炮　黃芪蜜炙各二錢

右細切作一服加生姜三片大棗一枚水一盞半煎至一

盞溫服

嚴氏○參附湯治真陽虛乏上氣喘急自汗盜汗短氣頭旋眼花

人參半兩　川附子炮去臍皮一兩

·右細切分作三服加姜水煎溫服

濟生○茯神湯治六脉虛濡咳則心痛喉中介介或腫或痛

茯神　人参　遠志　通草
麥門冬　黄芪　桔梗各六分　甘草
五味子各二分
右細切作一服加生姜一片水煎服
端竹堂方　○補氣湯治氣虛脉浮而軟怔忡無時
黄芪二分　人参　甘草一錢　麥門冬去心
桔梗去芦七分　各
右細切作一服加生姜三片水一盞煎至一盞温服
○千金延壽丹治諸虛百損怯弱欲成癆瘵及大病後虛損不足
複元以於中年後常服可以卻疾延年
五味子五味子斂　兎絲子黄酒研爛另　杜仲姜汁拌炒斷絲
川歸　山藥　天門冬　麥門冬
生地黄　熟地黄各兩略　肉從蓉二兩　人参

白茯苓　大茴香　澤瀉　地骨皮
鹿茸　菖蒲（九節）　花椒　巴戟（去心）
遠志　覆盆子　枸杞子　栢子仁（各五錢）
右共磨爲細末勿犯鐵器蒸擣煉蜜爲丸如梧桐子大每服一百丸空心温酒或姜塩湯下○如大便溏小便不利加車前子二兩○如精滑或夢遺加赤石脂山茱萸肉各五錢（忌蘿蔔菜）

妙方也

（青囊素方）○斑龍丸治真陰虛損及老人虛人常服延年益壽
鹿角膠（炒成珠子）　鹿角霜　兎絲子（酒浸研細）　栢子仁（取仁洗淨）
熟地黄（各半斤）　白茯苓　補骨脂（各四兩）
右磨爲細末酒煮米糊爲丸或以鹿角膠入好酒烊化爲丸如梧桐子大每服五十丸空心姜塩湯下昔蜀中有一老人貨此藥於市自云壽三百八十歲矣每歌曰尾閭不

禁滄海竭九轉金丹都謾說惟有班龍頂上珠能補玉堂
關下血當時有學其道者傳得此方彼老人化為白鶴飛
去不知其所終

○桂枝加龍骨牡蠣湯治六脉芤動微緊男子失精女人夢
交及盜汗自汗等證
桂枝　白芍藥各三錢　甘草錢二　龍骨
牡蠣各三錢
右細切加姜棗水煎　憑恐上證不可用　妻

○祖傳經驗秘方治心虛手振
川歸身　㊣甘草粉　生地黃各一兩半　川芎一兩
遠志去心二兩半　酸棗仁　栢子仁各二兩　人參一兩
辰砂五錢研　金箔二十片　射香一錢　琥珀三錢
茯神七錢　膽南星五錢　半夏五錢　石菖蒲六錢

右為極細末蒸餅為丸如菉豆大辰砂為衣每服七八十
　丸津唾嚥下或姜湯送下
本邑在城金儒元國子生也年五十餘身畧瘦十年前得内
傷挾外感証一醫用發表疎利之劑十數日後熱雖退而
虚未復胸中痞滿氣促眩運召予治以補中益氣湯間與
東垣消痞丸陳皮枳朮丸等藥調理而安但病根未盡除
而屢藥故眩運或時而舉不甚重來至此年因往杭城
跋涉辛苦又兼色慾之過還家眩運大作歷數醫皆與防
風羌活荊芥南星半夏蒼朮等去風散濕消痰之劑病愈
重一日十數次厥去片時復甦凡動或轉側即厥不知人
事其家徨徨叫哭召予治診其六脉皆浮洪而濡予謂之
日此氣血太虚証幸脉不數而身無大熱不死但恐病愈
後而有數年不能下榻行動病者曰只要有命卧亦甘心

與大補氣血之藥倍人參黃芪或加附子引經合大劑一日三貼又煎人參膏及作紫河車丸補陰丸之類間服如此調理二月餘服煎藥二百餘貼丸藥三五料用人參五六斤其證漸不厥飲食如故但未能行動耳次年聞王布政汝言往京師道經蘭溪以舟載去彼候求診王公曰此證陰虛風痰上壅因誤服參芪多故病久不愈立方以天麻菊花荊芥川芎等清上之藥亦未見效住藥後越五六年方得起而步履如初儒元不思昔日病劇而藉參芪等藥之功遂以王公之語歸咎於予用藥之誤噫彼時若非峻補何以得一儒元見王公耶嗚呼此誠得魚忘筌得兔忘蹄也可勝嘆哉

○東陽邑庠鄉掌教先生一證發大汗戰鼓慄振掉片時許發燥熱身如火燒又片時許出大汗如雨身体若氷冷而就

發寒戰如前寒後又熱熱後又汗三病繼作而晝夜不息庠生盧明夫與作瘧証治不效召予診其右手陽脉数而浮洪無力陰脉略沉小而亦虛左三部比右差小而亦浮軟予曰此陽虛証也用補中益氣湯倍參芪減升柴一半加尿浸生附子一錢半炒黄栢三分乾姜薄桂各五分大棗一枚同煎服一服而病去三分一二服而減半四服寒熱止而身尚有微汗減去桂附乾姜一半服二一貼全愈

勞極 二十七

内經曰陰虛生内熱又曰陰氣者靜則神藏躁則消亡飲食自倍腸胃乃傷又曰有所勞倦形氣衰少穀氣不盛上焦不行下脘不通而胃氣熱熱氣薰胸中故内熱是故欲養陰而延生者心神宜恬靜而毋躁擾飲食宜適中而無過傷風寒

暑濕之謹避行立坐臥之有常何労怯之有哉今也嗜慾無節起居不時七情六慾之火時動乎中飲食労倦之過屢傷乎体漸而至于眞水枯竭陰火上炎而発蒸々之燥熱或寒熱進退似瘧非瘧古方名曰蒸病或二十四種或三十六種名雖不同証亦少異大抵不過咳嗽発熱咯血吐痰白濁白淫遺精盗汗或心神恍惚夢與鬼交婦人則月閉不通日漸尫羸漸成労極之候夫病此者始多求究姑息日久直至発熱不休形体痩甚眞元已脱然後求醫治療雖倉扁復生莫能救其萬一良可嘆哉雖然一人未足憐也況其侍奉親密之人或同氣連枝之屬薫陶日久受其惡氣多遭傳染名曰傳屍又曰尸屍曰飛屍曰遁屍曰殗殜曰屍注曰鬼注蓋表其傳注酷虐而神妙莫測以則之名也雖然未有不因氣体虛弱労傷心腎而得之者初起於一人不謹而後傳注數十

百人甚而至於滅族滅門者誠有之矣然此病最為可惡其熱毒鬱積之久則生異物惡蟲食人臟腑精血變生諸般奇狀誠可驚駭是以勞傷乎肝膽者則為毛蟲如刺蝟尾蛆之屬食人筋膜勞傷乎心與小腸者則為羽蟲如燈蛾蚊䖟禽鳥之形食人血脉勞傷乎脾胃者則為裸蟲如嬰孩蚰蜒之類食人肌肉勞傷乎肺與大腸者則為介蟲如龜鱉蝦蟹之狀食人膚膏勞傷乎腎與膀胱者則為鱗蟲如魚龍鯪鯉之形食人骨髓或挾相火之勢亦如羽蟲之酷者鴟梟之類焉狀不一不可勝紀凡人覺有此證便宜早治緩則不及事矣治之之法一則殺其蟲以絕其根本一則補其虛以復其真元分經用藥各有條理務如庖丁解牛動中肯綮無有不安者也若待病勢已劇元氣已脫雖依古法取蟲滋補患者亦無一生但亦可絕後人之傳疰耳學者詳之

脉法

脉經曰男子平人脉大為勞極虚亦為勞

男子勞之為病其脉浮大手足煩春夏劇秋冬瘥陰寒精自出足痠軟不能行少陰虚滿

人年五十六十其病脉大者背俠背行痛苦腸鳴馬刀挾癭者皆為勞之得

男子平人脉虚弱微細者喜盜汗自出也

男子面色薄白主渴及亡血卒喘心悸其脉浮者裏虚也

男子脉虚沉弦無寒熱短氣裏急小便不利面色白時時目瞑此人喜衄小腹滿此為勞使之然

男子脉微弱而澁為無子精氣清冷也

夫失精家小腹強急陰頭寒目眶痛目眩髮落脉極虚芤遲為清穀亡血失精

脉得諸芤動微緊男子失精女人夢鬼交通

脉沉小遲者名脱氣其人疾行則喘喝手足逆寒腹滿甚則溏泄食不消化

脉弦而大弦則為減大則為芤減則為寒芤則為虚虚寒相搏此名為革婦人則半產漏下男子則亡血失精

方法（丹溪方法凡四條）

丹溪曰此陰虚之極痰與血病多有蟲者其傳屍一証不可云無大法四物湯加童便竹瀝姜汁

○身瘦屬火因火燒爍也肉脱甚者難治

○氣血虚甚發熱成勞者補天丸加骨蒸藥佐之（骨蒸藥知母黄栢地骨皮麥門冬秦艽青蒿鱉甲石膏竹葉烏梅之類）

○傳屍勞寒熱交攻久嗽咯血日益羸瘦先以三拗湯次以蓮心散

已上皆丹溪方
○二十四味蓮心散

川歸　黄芪　甘草炙　鼈甲醋炙黄
前胡　柴胡　獨活　羌活
防風　防巳　茯苓　半夏
黄芩　陳皮　阿膠炒成珠　官桂
芍藥　麻黄不去根節　杏仁研　蓮肉此味當用蓮花内鬚
南星　川芎　枳殼去瓤麩炒各半錢　芫花醋炒黑色一撮

右細切作一服加生姜三片大棗一枚水一盞煎至一盞去柤溫服須待吐有異物芫花漸減少蓋芫花反甘草所以殺蟲炒之所以斷熱去寒妙處在此

丹溪○青蒿散子治勞瘵

青蒿五升　童便七升

右以文武火熬約童便減去二斗去蒿再熬至一升入猪

膽汁七箇或加辰砂檳榔末三五錢再煎數沸甘草末收之每服抄二匙清湯點服極妙

瀕湖
○白蠟塵一味大殺瘵蟲可入丸藥散中用

青囊集方
○秘傳取傳尸勞蟲果與飲子

天靈蓋（酥炙黃色） 鱉甲（醋炙黃色） 柴胡（去芦各二錢半） 木香（一錢二分半）

鼓心（醋炙酥黃） 青蒿（半握） 阿魏（一錢） 桃仁（二十一枚另研去皮）

安息香（一錢） 貫衆（二錢半） 甘草（生用一錢）

右十一味細切杵為粗末先以童子小便二升隔夜浸露星月至四更時煎至八分去粗分作三服每服調後散子一貼五更初溫服即穩臥至三點時又進一服至日出時覺腹中欲利如未利又進一服已利勿服

○散子方用檳榔二錢半 辰砂一錢二分半 射香一錢另研

赤脚蜈蚣一條（以竹筒盛姜汁浸皆乾）

烏雞糞（二錢半先將雞於五月前以火麻子餧之然后取其糞用）

右以五味研為細末和勻分為三貼各入前煎藥內服

凡合上藥宜於六甲建日或除日合之服前藥必利下惡物併虫以盆盛之急用火燒殺之或油煎殺入其病人所穿衣服及薦蓆盡易燒之食葱粥將息以復元氣服藥後或憂人哭泣相別是其驗也如取下虫視其色青赤黃者可愈黑色者難療也雖虫老病不可療亦能絕後人之傳注耳合此藥時不可容孝子婦人雞犬見之及不可令患者知之與聞其氣息虫聞氣變化難取也

青囊方○治勞瘵取虫經驗天靈蓋散

天靈蓋（二指大用白檀香煎湯洗酥炙黃色）　檳榔（五箇為末）　阿魏（二分細研）

射香（三分另細研）　辰砂（一錢另研）　甘遂（連珠者二錢為末）

安息香二分細研如銅刀

右七味各研極細和勻每服二錢後湯調下

薤白二七莖　青蒿二握　甘草五寸許　葱白二七莖

桃枝　柳枝　桑枝　酸石榴枝各七

梅枝七寸巳上五枝俱取向東南者

右九味用童子小便四升於銀石器内以文武火煎至一升去粗分作三盞調煎藥末服五更初服一盞服後如覺欲吐以白梅肉噙止之五更盡覺臟府鳴須臾轉下虫及惡物黄水若一服未下如人行五七里又進一服至天明又進一服如瀉不止用龍骨黄連等分為末熱水調下五錢或吃白粥補之此藥男病女煎女病男煎不可令患者知及不許孝子僧人雞犬見之

○射香散治男子婦人骨蒸發熱五勞七傷等證

天靈蓋二錢半　柴胡一兩　鼈甲醋一兩　甘草三寸
東引桃枝　東引柳枝　東引楷枝　青蒿各一握
阿魏一錢另研　薤白　葱白七搭　射香二錢
右細切杵為麤末用童便二升半浸藥一宿明日早煎至一升半去粗分作二服每服入檳榔細末三錢温服五更初進一服約人行五七里再進一服若惡心冗冗欲吐嚼白梅止之三服後瀉出惡物異虫或身如蟲行不可名狀後用葱粥止之忌風一月及忌食油膩濕麪醎酸併牛羊雞猪犬肉魚腥并遠重病不過一服全安修合此藥特男病女煎女病男煎忌猫犬雞鵝鴨驢馬僧尼孕婦孝子見之凡取虫後須以後太補茯神散補之

取尸虫神仙秘方

青桑枝　柳枝　梅枝　桃枝
石榴枝各七莖俱長七寸取東引者　青蒿一握　葱白七莖
阿魏一錢別研　安息香一錢別研
右除阿魏安息香二味外餘藥用童小便一升半煮至一半去粗將藥汁阿魏安息香細研用煎十數沸分作二服調　辰砂末　檳榔末各五分　射香少許別研
右三味亦分作二服入前湯五更初進一服三點時又進一服至巳午晚必取下虫其色紅者可治青黑者不治但可絕後人之傳注耳取虫後進軟粥溫和將息忌食生冷毒物仍服後丸子法凡合此藥不可令患者先知氣味亦不得令猫犬孕婦孝子僧尼等不淨人見之
○神授散此方得之於河南郡王府濟世既久功不可述也
川椒二斤擇去開口者與梗略炒出汗

右一味為細末每服二錢空心米湯送下或用酒米糊為丸如梧桐子大每服二三十丸漸加至八九十丸空心酒下或米湯下凡人得傳屍勞病氣血未甚虛損元氣未盡脫絶者不須多方服食但能早用此藥無有不愈者真濟世之寶也（愚嘗治一婦人用花椒二分苦楝根一分丸服屍虫盡從大便出）

○治勞極禁方無比丸（一名紫河車丸一名謂鼎方○傳屍勞瘵二月可愈其餘勞怯之証一月平説）

紫河車（一具初生者佳或無病壯年婦人者亦可男病用女女病用男者若不可得亦不必拘米醋浸一宿焙乾用）

草龍膽　甘草（炙各二錢）　鱉甲（醋炙各一兩半）　桔梗

胡黃連　大黃（酒拌蒸）　苦參　黃柏

知母（去毛）　貝母（去心）　秋石（另研不必用煎煉者但尿補上凝結多年者亦）　蓬莪朮

（可敘略）人中白（長流水洗敘略已上各二錢半）　犀角屑

硝石（各一錢半）　辰砂（一兩另研）　敗鼓皮心（一本謂鼓心誤也本草謂鼓心通靈能）

逡飛蜷一生故用之　米醋炙黄一錢半

右共為細末煉蜜為丸如梧桐子大辰砂為衣每服二十丸加至三十丸温酒送下腸熱食前膈熱食後服

青囊○秘傳取勞虫禁方

啄木禽一隻右用硃砂四兩精猪肉四兩將肉切作片子拌其硃砂杵如菉豆大塊二味拌勻餧禽一晝夜食肉盡為度以塩泥固濟其禽在内剛火煅一夜來日不見太陽取出不得打破埋入地中二尺許一晝夜取出去盐泥銀石器内研為細末以無灰酒入麝香少許作一服調下置患者在帳中四下緊閉用鉄鉗等候其虫必從口鼻中出即以鉄鉗入沸油中煎殺之如虫出之後便進局方嘉禾散一服歠粥將息

青囊○紫河車丹治飛屍鬼疰虚勞羸瘦喘嗽痰氣等證其法

取首生男子胞衣以皂角水洗淨次放銅銚子內以米醋揉洗控乾做一小篾籠子盛之圍以紙密糊之不令泄氣以烈火焙乾加入後藥

人參一兩半　白术一兩　木香　白茯苓各半兩

茯神　川歸　熟地黃各一兩　乳香四錢另研

山藥四錢另研　硃砂二錢另研　射香二分

右為細末和勻酒糊為丸如梧桐子大每服五十丸煎人參湯送下日三服空腹服以煉蜜為丸服亦可

○治虛勞柴胡散

柴胡　人參　茯苓　桔梗

芍藥　川歸　青皮去白　麥門冬各二分

甘草一分

右細切作一服以水一盞煎七分溫服

青囊方○治虚勞鱉甲散

鱉甲大者一个醋煮　柴胡去芦　川歸　甘草炙

桔梗　芍藥　人參各一兩　射香五分

杏仁去皮尖炒另研　胡黃連各二錢　官桂半兩去粗皮　地骨皮

宣黃連各二錢半　真酥三兩　木香半兩　白沙蜜三兩

右為細末，用青蒿一斤，童便五升，熬青蒿汁約一升，濾去粗，入酥蜜再熬成膏，候冷入藥末，搜和為丸，如梧桐子大，每服十五丸，溫酒送下，米飲亦可，日進三服。如秋冬瞑，更入桃柳心七箇，與前柴胡散同煮，間服之。

○去三屍九虫貫衆丸

貫衆五分殺伏尸虫　乾漆三分去白虫炒　厚朴三分殺肺虫　白雚蘆二分殺尸虫

殭蚕四分殺膈虫　雷丸六分殺赤虫　雄黃三分殺尸虫　狼牙子四分殺胃虫

右件焙乾，炒令黃色，研為細末，煉蜜為丸，如梧桐子大新汲水下五丸，三服後漸加至十丸，服之二十日，百病皆愈，三屍九蟲盡滅，更無傳疰之患耳。

○治勞嗽輕骨散

烏梅　龍膽草　胡黃連　貝母

知母　鱉甲（醋炙）　桔梗　秦艽

柴胡　甘草（炙）　梔子　人參

青蒿（酒浸）　阿膠（炒成珠子）　杏仁（去皮尖炒）

右件各等分，曬乾為末，用好京墨一塊，以井花水磨，調煎藥末，作餅子如大指頭大，透風處陰乾，一七日，每用一餅，以井花水磨化，又用沒藥五分，磨成一盞，更加黃栢末二錢，同煎數沸，須入盞內，頻頻打轉，於五更時輕起服，服後就睡仰臥，甚者不過三服。

○治勞嗽蛤蚧散

白茯苓（一兩，去皮細切，入銚內熳火炒） 桑白皮（二兩，以真酥炙黃色）

知母（二兩，去毛，用酥醋炙令黃熟） 杏仁（六兩，去皮尖及雙仁者，炒乾，用沸包皺，出其油）

甘草（三兩，酥醋炙三五次，紫黃色） 貝母（二兩，用酥醋炙令黃色）

蛤蚧（雌雄一對，酥醋內浸透，熳火乾，再用酥醋別炙七次，令黃色，不得焦）

乳酥（真者四十兩，切作骰子大塊，入銚內溶成汁，入極酸上好米醋半斤，和勻，用制前藥。醋不宜太多，則稀不堪用）

人參（一兩，用酥醋炙三五次，令黃色，不得焦）

右為末，每服二錢，水一盞，煎至七分，和粗服。忌油膩生冷毒物。如久患嗽者，初服此藥，必鬭嗽加甚，須勤服，以則可安，須自保養為妙。

青蒿方 ○治勞熱。蛤蚧飲子

蛤蚧（一對，洗淨，酒醋浸炙黃色） 黃芩（半兩） 麻黃（不去根節）

胡黃連 秦艽（去蘆） 甘草（生） 生地黃（酒洗浸）

熟地黃（酒洗） 青蒿 人參 柴胡（去蘆）

知母酒洗去毛　貝母　杏仁去皮尖及双仁者另研以上各五錢

鱉甲醋炙一兩酒　桔梗　草龍胆　木香各二錢半

右為細末每服二錢加烏梅姜棗煎服

△附蒸病

丹溪○古今録驗五蒸湯

人參　知母　黄芩各一錢　竹葉七片

生地黄　乾葛各一錢半　茯苓一錢　甘草炙半錢

石膏二錢半　粳米一合

右細切先以水三盞煎小麥二合至二盞去麥煎藥至一盞温服隨證加減于後

○實熱加黄芩　黄栢　黄連　大黄

○虚熱加烏梅　秦艽　柴胡　蛤蚧

牡丹皮　青蒿　鱉甲

○肺蒸鼻乾加
　紫菀茸　加梅　天門冬　麥門冬
大腸蒸右鼻孔乾痛　加大黃　芒硝
皮蒸舌白唾血　加石膏　桑白皮
膚蒸昏昧嗜臥　加牡丹皮
氣蒸鼻乾喘促遍身氣熱　加人參　黃芩　梔子

○心蒸舌乾　加黃連　生地黃
小腸蒸下唇焦　加赤茯苓　生地黃　木通
血蒸髮焦　加生地黃　當歸　桂心　童便
脉蒸唾白浪語脉絡緩急不調　加當歸　生地黃

○脾蒸唇焦　加白芍藥　木瓜　苦參
胃蒸舌下痛　加石膏　粳米　大黃
芒硝　乾葛

肉蒸（食無味而嘔，煩燥不安）　加白芍藥

○肝蒸（眼黑）　加川芎　當歸　前胡

膽蒸（眼色白）　加柴胡　括蔞

筋蒸（甲焦）　加川歸　川芎

三焦蒸（乍熱乍寒）　加石膏　竹葉

○腎蒸（兩耳焦）　加生地黃　寒水石　石膏　知母

膀胱蒸（右耳焦）　加澤瀉　茯苓　滑石

腦蒸（頭眩熱悶）　加生地黃　防風　羌活

骨蒸（齒黑腰痛足逆，疳蟲食藏）　加生地黃　地骨皮

鱉甲　當歸　牡丹皮

髓蒸（髓沸骨中熱）　加生地黃　當歸　天門冬

骸蒸（肢細肢腫，府藏俱熱）　加石膏　黃柏

胞蒸（小便赤黃）　加澤瀉　茯苓　生地黃

活石　沉香

○丹溪活套云勞極之証五藏必歸重於一經假如足脛痠疼腰背拘急遺精白濁面色黧黑耳輪焦枯脉沉細數知其邪在腎也宜以四物湯加知母黃栢五味子麥門冬天門冬澤瀉杜仲肉桂之類煎入童便韭汁竹瀝服○其或心神驚惕怔忡無時盜汗自汗心煩熱悶口舌生瘡咯血面赤脉洪而數知其邪在心也宜以前方去杜仲澤瀉肉桂加茯神胡黃連蓮心遠志菖蒲硃砂之類○其或咳嗽喘促衂血嗽血皮膚枯燥鼻塞聲沉時吐痰沫脉微虛而澁數知其邪在肺也宜以四物湯加沙参麥門冬五味子知母貝母桔梗桑白皮地骨皮款冬花紫苑馬兠鈴百合白部之類煎入童便竹瀝姜韭汁服○其或脇痛目赤面青頰赤多怒虛陽不歛夢與鬼交甚則卵縮筋急脉弦而數

知其邪在肝也宜以四物湯加竹茹草龍胆柴胡黄芩青皮竹葉之類○其或面色萎黄唇腮焦燥飲食無味腹痛腸鳴瀉利四肢倦怠脉虚濡而数知其邪在脾也宜以四君子湯加酒炒白芍藥蓮肉薏苡乾山藥猪苓澤瀉白扁豆之類○凡骨蒸勞熱元氣未脫者灸崔氏四花六穴無有不安者也

○灸崔氏四花穴法

先二穴令患人平身正立取一細繩（蠟之勿令展縮）於男左女右脚底貼肉堅踏之其繩前頭與大拇指端齊後頭循當脚根中心向後引繩從脚腨肚貼肉直上至曲脷中大橫紋截斷（橫紋即委中穴）又令患人解髮分兩邊令見頭縫自顖門平分至腦後却平身正坐取向所截繩一頭令與鼻端齊引繩向上正循頭縫至腦後貼肉垂下循脊骨引繩向下至繩盡

處當脊骨中以墨點記之（墨點不是灸處）又取一繩子令患人合口將繩子按於口上兩頭至吻却鉤起繩子中心至鼻柱根下如∧此便齊兩吻截斷將此繩展令直於前量脊骨上墨點處橫量取平勿令高下（其量口繩子先中摺當中以墨記之却展開繩子當橫量却以中摺墨點記處按於脊骨中先點處兩頭是穴也）兩頭以白圈記之

以上是第一次點二穴

次二穴令患人平身正坐稍縮臂膊取一繩繞項向前雙垂頭與鳩尾齊（胷前岐骨間盡處也）雙頭齊截斷却翻雙繩頭向後以繩子中心按於喉嚨結骨上其繩兩頭雙垂循脊骨以墨點記之（墨點不是灸處）又取一繩子令患人合口橫量齊兩吻截斷還於脊骨上墨點橫量如法繩子兩頭以白圈記之（白圈是灸處）

以上是第二次點二穴通前共四穴同時灸各三七壯累灸至一百餘壯候灸瘡將瘥又依後法灸二穴

又次二穴以第二次量口吻繩子於第二次雙繩頭盡處墨點
上當脊骨直下竪點其繩子中心放在墨點上於上下
繩頭盡處以白圈記之白圈是灸處也
以上是第三次點二穴也通前共六穴也擇取離日
及火日灸之治虛勞發熱尫羸等證灸之立愈真
濟世之妙法也

四花六穴人形圖式

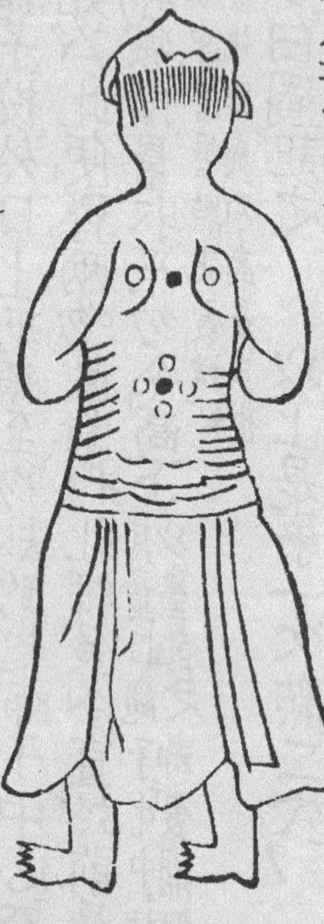

白圈是穴黑點不是穴

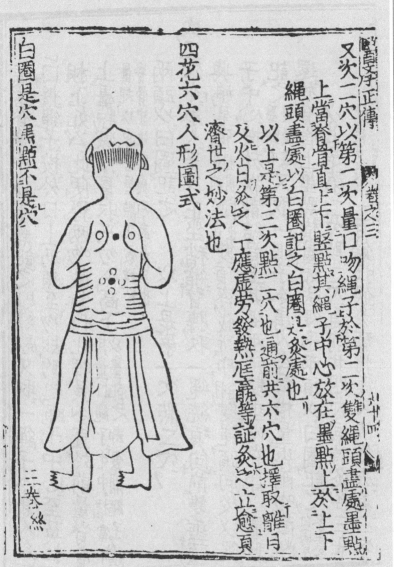